주·치·의·가 들·려·주·는 핵·심·포·인·트

# 건강, 많이 알아도 걱정입니다

조항준 지음

# 잘못된 건강정보는 독(毒)입니다

이 책은 쉽고 짧게 쓴 건강백서입니다.
건강에 관한 거의 전 분야를
일목요연(一目瞭然)하게 정통한 지식으로 정리하여
더 이상 혼란이 없도록 하는데 중점을 두었습니다.

어려운 세상에 건강까지 챙기려니 스트레스 쌓이죠?
이 책과 함께 건강과 장수로 가는 지름길을 찾으세요.
이제 샛길에서 헤매지 마세요.
잘못된 건강정보는 독입니다.

건강 중의 으뜸은 정신건강.
특히 정신건강과
주치의의 필요성에 대해 강조하였습니다.

사랑하는 아내와 두 딸에게
저의 가족에게
또한, 도서출판 신세림 이혜숙 사장님과
정덕현 엠디저널 편집장님께
진심으로 감사 드립니다.

이 책을 읽으시는 모든 분들의
건강과 평안을 기원합니다.

2003. 11.
조 항 준

# Contents

# Contents

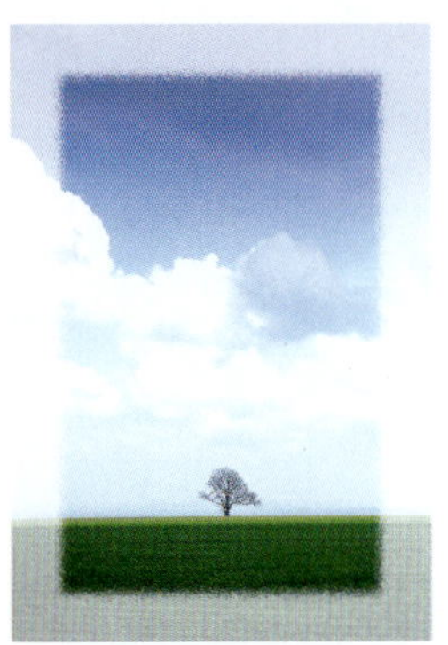

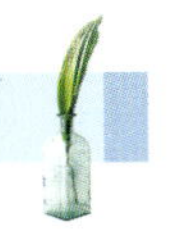

# 정신건강

세상이 점점 복잡해집니다.
누구라도 세상 따라잡기에 힘겹고
잘 나간다는 사람은 찾아보기 어렵습니다.

이런 판국에 정신마저 혼란하면
의사와 자주 만나게 될
그런 세상이 되었습니다.
정신이 혼란해서 생기는 질병은 전체의 70% 정도.
이제 정신을 추스르고
주변을 다시금 돌아봐야 할 때입니다.
정신건강을 보존하는데 결정적인 도움을 주는
2가지 비법을 소개합니다.
천천히 걷기와 명상입니다.

# 1. 천천히 걷기

바쁘십니까?
어느 호젓한 휴일에 예술의 전당에 갔건만
거기서도 허겁지겁 역시나 바쁜 우리들.
무엇 때문에 그리 바쁘십니까?
앞서 가려다 영원히 앞서 가는 수도 있습니다.

우리도 이제 좀 살게 되었습니다.
우리보다 못 사는 나라가 더 많죠.
천천히 걸으면서
어디로 가는지 한 번쯤 돌아보세요.
일할 때도, 휴일에도
언제나 천천히 걸어 보세요.
거북이가 토끼보다 더 오래 삽니다.
가만히 서 있는 나무 중에는
천 년도 넘게 사는 것이 있죠.
바쁜 종(種)들은 오래 살지 못하는 것이 자연의 이치.

천천히 걸으려면 항상 시간을 남겨야 합니다.
시간의 노예가 아닌 지배자가 되십시오.
우선 아침에 30분 일찍 일어나십시오.
남는 시간은 낭비가 아닌 온전한 여유의 시간.

느긋하게 걷거나
차를 잠시 세우고 명상을 합니다.

어떤 분은 묻습니다.
천천히 걸어서 인생이 무슨 재미가 있겠느냐고.
분명 더 재미있습니다.
천천히 걸으면서 인생을 충분히 즐길 수 있으니
더 재미있습니다.
시대에 뒤떨어지지나 않을까 걱정하세요?
그렇지 않습니다.
컴퓨터에서처럼 요즘은 조금만 기다리면
더 편리하고 좋은 것들이 나옵니다.

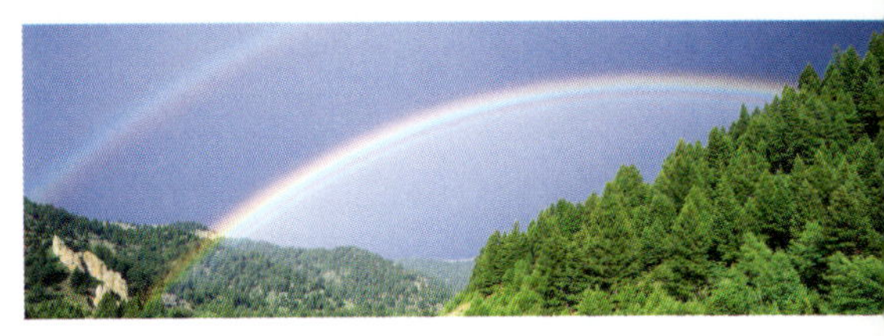

## 2. 명상

초월명상, 다이내믹명상
명상법도 여러 가지 입니다.
명상은 어떻게 해야 하는지
짧지 않은 동안 연구하여
나름대로 얻은 방법을 소개합니다.
눈을 감고 편안하게 앉으세요.
그리고는 마음을 하나씩 버리세요.
이게 전부입니다.
단 억지로 버리려 하지말고
자연스럽게 하면 됩니다.
저의 결론은 명상은 이론보다
그냥 하는 게 더 중요하다는 것입니다.
쉽죠?
그런데 결코 마음을 버리기가
쉽지 않다는 걸 곧 알게 될 것입니다.
그만큼 우리는 마음이라는 기둥에 묶여
자유롭기가 어렵다는 뜻입니다.

장소는 약간 조용한 정도라면 됩니다.
자동차 안이라도 좋습니다.
몇 년씩 입산수도 해야만

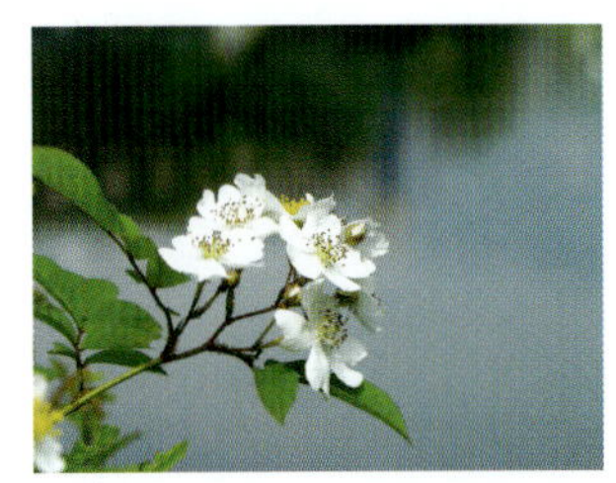

명상을 제대로 할 수 있는 것은 아닙니다.
도인처럼 하고 다녀야 하는 것도 아닙니다.
10~20분 정도.
하다 졸리면 자도 됩니다.

하다 보면 내면의 진리(眞理)가 보일 수도 있습니다.
진리가 보이면 나(我)를 포함한
세상이 돌아가는 이치도 보인다고 합니다.
진리는 영혼에 담기며,
이를 주관하는 분을 우리는 신(神)이라 칭합니다.
결국 진리는 나의 내면에 존재하는 것입니다.
단지 평소에는 마음에 가려 잘 보이지를 않으나
역으로 마음을 완전히 벗으면
우리는 이를 볼 수 있는 것입니다.

영혼에 담긴 진리를 본 사람을
'깨달은 사람'이라고 하죠.
그는 세상의 이치를 깨달은 것입니다.
그렇다면 깨달은 순간은 어떠할까요?
단테는 이렇게 표현했습니다.
'내가 보고 있는 모든 것이
내게는 만물의 웃음으로 보였다.
나의 취한 몸이 듣고 보는 것을
뚫고 들어가기 때문이었다.
오 환희여! 사라지지 않는 희열!
오직 사랑과 평화만의 생명이여!'
그러나 깨달은 사람들은 대개 이렇게 말합니다.
그 환희의 순간은
말과 글이 표현하는 한계를 넘는다고.

그렇다고 명상을 통해 진리를 반드시 보겠다고
안달할 필요는 없습니다.
억지로 되는 것은 아니며,
대부분의 사람들은 잘 해야
'힐끗 들여다보는' 정도에 그칠 테니까.
그 정도만으로도 명상이 주는 혜택은 넘치고도 남습니다.

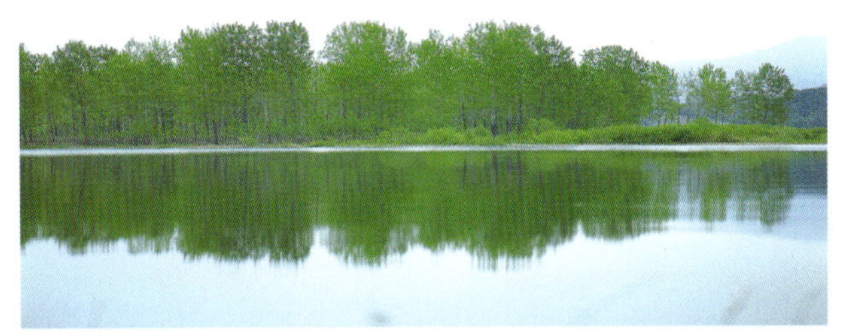

명상은 잠시만이라도 나를 버리고
진리를 찾아가는 여정입니다.
내가 무엇을 하든 어차피
세상은 진리대로 돌아갑니다.
억지로 바퀴를 거꾸로 돌릴 수는 없는 노릇이죠.
차라리 진리를 찾고 순응하는 것이 현명합니다.

## 3. 나(我)

영혼은 진리를 담는 만물의 근원이자
나(我)의 본질.
영혼이 맑으면 나도 맑은 것입니다.

육체는 나의 실체는 아니나
나의 외면(外面)을 표현하므로
영혼 다음으로 소중합니다.
육체를 잘 챙기세요.
육체는 즉 현실이기도 합니다.
그러니 현실도 잘 챙겨야죠.
돈도 벌고 명예도 얻고 하십시오.
단 영혼이 원하는 만큼만 하시면 됩니다.

그러나 현실은 극히 일시적인 것입니다.
그래서 영혼이 맑은 사람은
육체를 잘 챙기지 않는 경향이 있습니다.

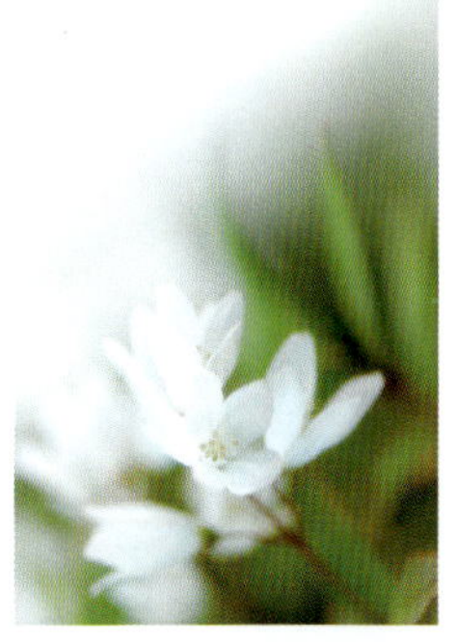

반면 마음은 나와는 별 상관없는
요사스런 심술꾸러기이며,
반드시 극복해야 할 크나큰 장애물입니다.
남과 비교하는 것도 나와는 상관없는 마음의 장난,
자존심 상하는 것도 마음의 장난,
'욱' 하는 성질도 마음의 장난입니다.

마음에 휘둘리지 마세요.
마음을 완전히 버리세요.
그래야 꽃이 온전한 꽃으로 보이며,
바람이 온전한 바람으로 느껴집니다.
그래야 비로소
진정한 사랑과 행복을 얻을 수 있습니다.
천국을 믿으세요?
마음을 버리면 지금 이 세상이 천국이 됩니다.
천국은 꼭 죽어서만 가는 곳은 아닙니다.

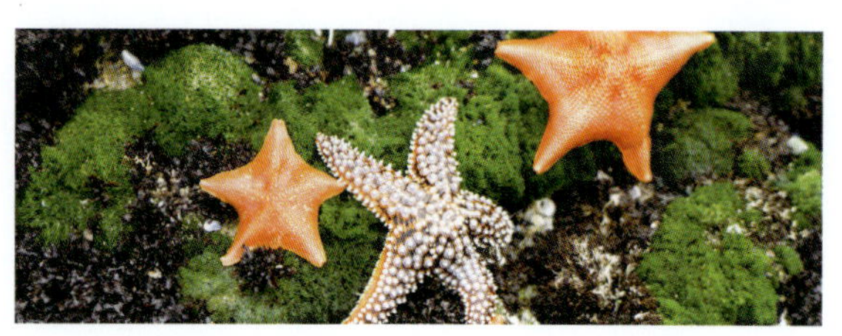

죽음이란 또 무엇일까요?
죽음이란 영혼이 육체는 물론
평생을 지긋지긋하게 괴롭혔던 마음에서부터
완전히 탈출하여 진정한 자유를 얻는 것입니다.
영혼은 나의 본질이며 무한합니다.
이제 영혼은 목적지를 걱정할 필요도 없는
무한히 자유로운 여행을 떠나려 합니다.
그러니 죽음이라고 두려워할 이유는 없습니다.

## 4 · 말

말 한마디 잘못해서 패가망신하기도 하죠.
말은 대부분 마음에서 나옵니다.
반복하건대 마음은 요물덩어리.
마음이 앞서면 우선 급해집니다.
남의 말을 차분히 들을 여유가 없죠.
서로 남의 말에 끼여들기 바쁘다
답답한 마음에 삿대질도 오갑니다.
그러니 되도록 말을 삼가고
말에 휘둘리지도 말아야 합니다.
마음을 버리면
쓸데없는 말 대신 침묵을 택합니다.
회의도 길게 할 필요 없겠죠.
회의 긴 회사 치고 잘 되는 데 없다고 합니다.
글도 말보다는 덜하지만 마찬가지입니다.
소설도 아니면서 글이 긴 건
말이 많은 것과 다를 바 없습니다.

## 5. 스트레스


물론 천천히 걷고 매일 명상을 한다고 해서
스트레스가 모두 풀리는 건 아닙니다.
돈을 수 억 까먹은 경우,
명예는 한 순간에 날아가고
감옥살이하게 된 경우,
지긋지긋한 고부간의 갈등,
어쩔 수 없이 매일 봐야 하는
정말 보기 싫은 얼굴들,
이런 게 현실입니다.
도리 없습니다.
현실은 현실대로 해답을 얻어야죠.
마음의 요란한 소리는 외면하고
영혼의 속삭임에 조용히 귀 기울여 보세요.
최소한 육체의 소리라도 들어 보세요.
해답을 얻을 것입니다.


충분히 혼자만의 시간을 갖고 느껴 보세요.
혼자만의 시간을 갖는 것이 중요합니다.
가족이 허락한다면
혼자 여행을 떠나는 것도 좋습니다.
돈, 명예, 심지어 사랑조차

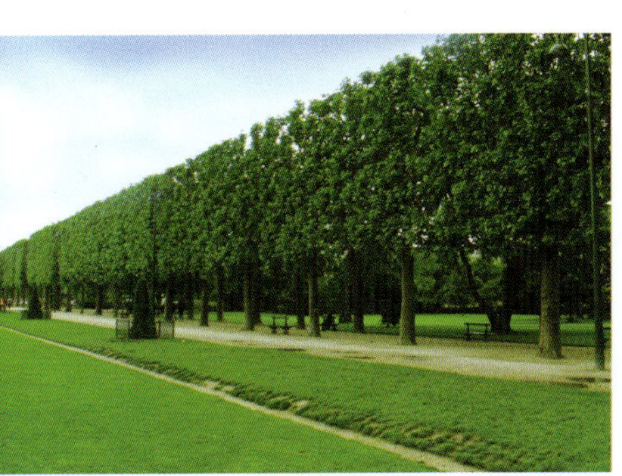

당신의 영혼이, 최소한 당신의 육체가
진정으로 원하는 것인지…
혹시 마음이 원하는 것이라면 무시하세요.
마음은 이 세상 전부를 원하기 마련입니다.
시어머니와 며느리, 이것도 마찬가지.
느껴 보세요.
서로가 원한다고 느끼면
더 잘 지내야 할 것이고
그렇지 않다면 고민할 것 없습니다.
당장 갈라서야죠.
마음이 약해서 잘 안 된다고요?
마음은 요물입니다.
휘둘리지 마세요.

# 6. '욱'하는 성질

평소에는 얌전한데
급한 스트레스에 '욱'하는 성질.
그럴 수도 있다고 생각하세요?
실은 살인을 부를 수도 있는
위험천만한 것입니다.
순간을 참지 못한 우발적 살인자의 부모들은
대부분 이렇게 말합니다.
"그토록 얌전한 우리 아이가
절대로 그럴 리가 없어요."
특히 가정이나 학교에서 참는 것을
지속적으로 연습 받지 못한 젊은이들.
조심하세요.
한 순간에 인생 망칩니다.

잠시만, 아주 잠시만
시간을 두고 생각해 보세요.
상대방이 그럴 수도 있겠다 싶을 겁니다.
그러면 그만입니다.
'욱' 하지 마세요.
성질 내지 마세요.

학교에서는 윤리 시간에
명상을 가르칠 것을 제안합니다.
입시준비 하느라 시간 없는 건 알지만
그래도 지금 명상을 공들여 가르치고 계신
좋은 선생님들이 계십니다.

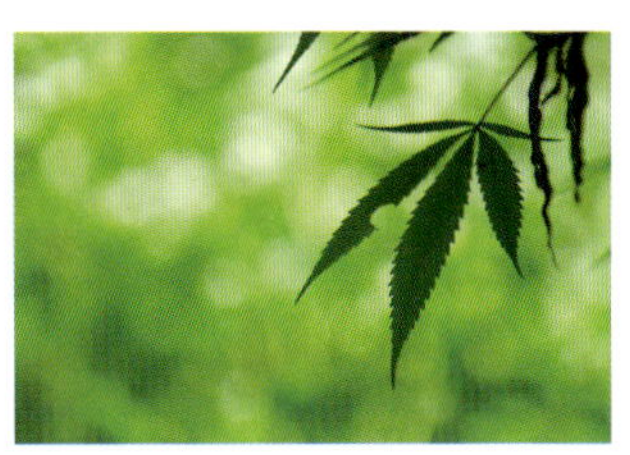

# 7 · 신념

한 평생을 사는데 있어
확고한 믿음 만한 무기는 없습니다.
죽음도 굴하지 않을 정도로
믿음이 강한 사람은
죽더라도 대개 영웅취급 받습니다.
자고로 역사에 빛을 발한 위인 치고
믿음 없이 우왕좌왕 했던 사람은 없죠.

믿음이란 마음의 한 부분일까요?
믿음은 마음에서 생기는 걸까요?
그렇지 않습니다.

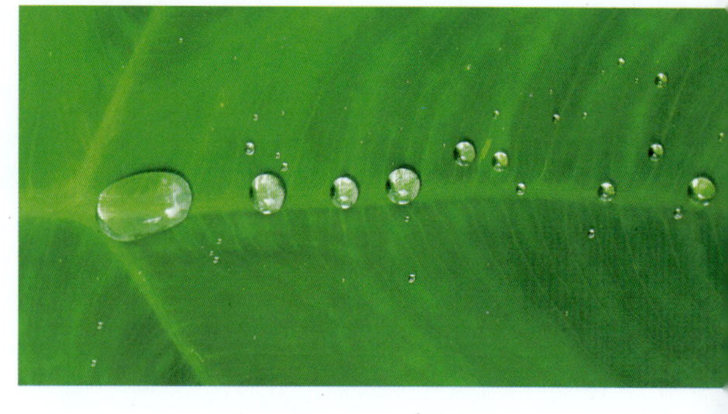

믿음은 영혼에서 생깁니다.
본래가 오락가락을 잘 하는 마음에서
믿음이 생길 수는 없는 것입니다.
그런데 영혼이 혼탁한 사람은?
믿음이 생기기도 어렵고,
생긴다 해도 혼탁한 믿음이기 쉽습니다.
영혼이 맑은 사람만이
확고한 믿음을 가질 수 있는 것입니다.
확고한 믿음, 신념이 있는 사람은
행(行)하는데 주저함이 없습니다.

## 8. 행(行)

만화가 박광수 씨의 글을 소개합니다.
'연말에 요식 행위로 고아원이나 가서
사진 한 장 찍고 오시는 고위 인사분들.
그러나 그런 분들을 비난하기에 앞서
당신은 고아원에 한 번이라도 간 적이 있나요?'

도망갈 수 있었건만 악법도 법이라고
독약을 마신 소크라테스.
사고보다는 실천과 도덕이 중요하다며
자신의 철학을 실행해 보인 칸트.
종교화합과 진정한 평화를 위해
비폭력을 실천했던 간디.

아무리 훌륭한 철학과 사고를 한다 해도
행하지 않으면 가치가 없습니다.
때론 맑은 영혼에서 나온
굳은 신념으로 결정을 내려야 하며,
결정이 나면 행해야 합니다.
인생(人生)이란 빈 마음으로
진리(眞理)를 구(求)하고 행(行)하는 것.
진리를 행하는 가운데

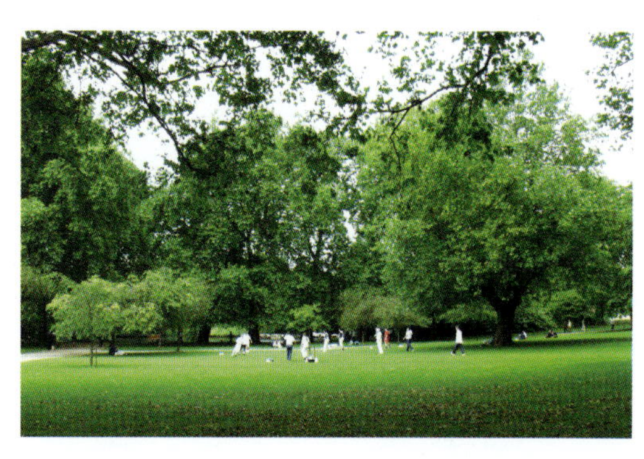

모두가 그토록 추구하는
사랑과 행복이 따릅니다.

이것이 진리다 싶으면
우물쭈물할 이유도 없습니다.
멋지게 한 번 행(行)하는 겁니다.
실패가 두려운가요?
설령 실패한들 진리를 행하는 것만으로도
충분한 가치가 있을 것입니다.

역으로 진리에 역행하는 것은
재앙을 부를 수 있습니다.

흐르는 물을 손바닥으로 막을 수도,
떠오르는 해를 눌러 가라앉힐 수도 없는 노릇입니다.
마음을 비우고 진리를 주관하는 신(神)께
모든 걸 맡기십시오.
혹시 무신론자라면 세상 돌아가는 이치,
즉 진리 그 자체에 맡기십시오.
그리고는 행(行)하는 겁니다.

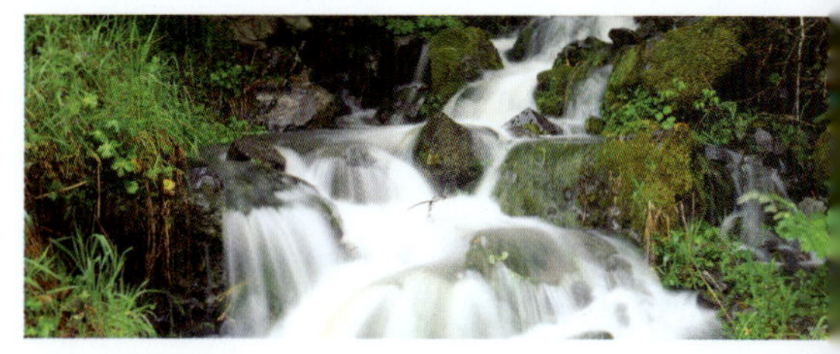

다음은 맞을까요, 틀릴까요?

어지러움증은 빈혈 때문이다.

뒷목이 뻐근하고 당기면 혈압이 높아서 그렇다.

피부알레르기는 주로 식중독에 의한다.

피곤하면 주로 간이 나빠서 그렇다.

몸이 부으면 신장이 나빠서 그렇다.

아이가 토하면 체한 것이다.

팔다리가 저린 건 혈액순환이 안 좋아서 그렇다.

어떻습니까?

그런 거 같기도 하고, 안 그런 거 같기도 하고.

정답은 모두 틀렸습니다.

어지러움증은 주로 귀 안쪽 깊은 곳에 위치한

전정기관(평형기관)의 이상 때문입니다.

뒷목이 뻐근한 것은 혈압과는 관계가 없으며

대부분 근육이 뭉쳐서 그렇습니다.

피부알레르기의 주원인은

공기를 통해 호흡기로 침입하는

미세한 알레르기 유발물질입니다.

특별한 질병이 없는 사람이 피곤한 이유는

체내에 산소가 부족하기 때문입니다.

몸이 붓는 건 특히 여성에서

호르몬의 부조화 때문인 경우가 가장 많습니다.
아이가 토하는 것은
주로 감기로 인해 열이 나면서
구토중추가 자극 받기 때문입니다.
저린 증상은 대부분 신경계의 이상에 의합니다.
이상은 대표적인 예일 뿐
이외에도 잘못 알려진 의학상식은 참으로 많습니다.

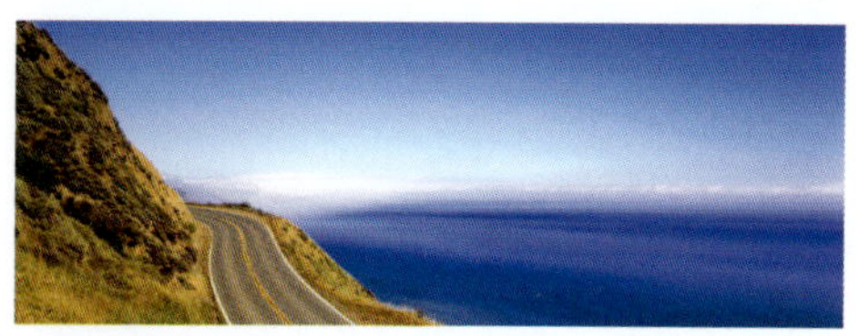

우리나라 사람들은 거의가 의사입니다.
병에 대해 아무에게나 물어 봐도
매우 친절하게 가르쳐 줍니다.
그러나 엿장수 마음대로 가르쳐 주는 게 문제죠.
남의 병에 대해 함부로 조언하는 것은
위험천만한 일입니다.
엉뚱한 치료에 매달리다가 시기를 놓쳐
심각한 결과를 초래할 수 있기 때문입니다.
정성은 알겠으니 약을 선물하지도 마십시오.

환자마다 체질이 다르며
병명이 같다고 약도 다 같은 것은 아닙니다.

잘못된 의학정보에는 매스컴도 한 몫을 합니다.
검증 안된 의학정보를
특종으로 잘못 발표하는 경우를 자주 봅니다.
효과의 검증을 위해 수 년간의 기간이 필요한데도
병원이 홍보작전으로 미리
언론에 흘리는 경우도 있다고 합니다.
이런 건 의사가 보면 금방 압니다.
누가 그러더라고,
매스컴에 나왔다고,
외국에서는 그렇게 한다 하더라고
무조건 따라 하지 마시고
우선 주치의에게 물어 보세요.

건강과 장수에 대해서도
'해라', '말아라'는 수많은 말들, 글들.
도무지 헷갈립니다.
건강과 장수의 확실한 3대 비결은
소식(小食), 마음 버리기, 정기검진입니다.
일단 이것만은 기억하고
지금부터 글을 읽으면서 하나씩 정리해 보세요.
많이 알 필요도,
많이 해야 할 것도 없습니다.
건강에 관심을 갖는 건 좋으나
지나친 건강정보의 홍수 속에
오히려 불안과 혼란이 가중될 수 있습니다.
특히 TV에서 의사가 나와 말하는 거
곧이곧대로 듣지 마세요.
전부 내게 해당되는 것만 같죠.
멀쩡한 사람 환자 만들기 쉽습니다.
요즘은 건강, 의학에 관해
저보다도 많은 지식을 가진 분이 있더군요.
그런데 가만히 들어보면
체계가 없이 이것저것 갖다 붙여
지식이 아니라 마치 소설 같습니다.

주치의는 건강을 위한 필수요건입니다.
건강, 질병에 관한 것이라면
매스컴을 포함해서 주위 사람 말일랑
듣지 말고, 들어도 다 믿지 말고
일단 주치의와 상의하세요.

다음의 건강연령 측정표를 이용하여
재미 삼아 자신의 건강연령을 확인해 보십시오.
실제 나이보다 적은 분께는 축하를,
많은 분께는 용기를 드립니다.

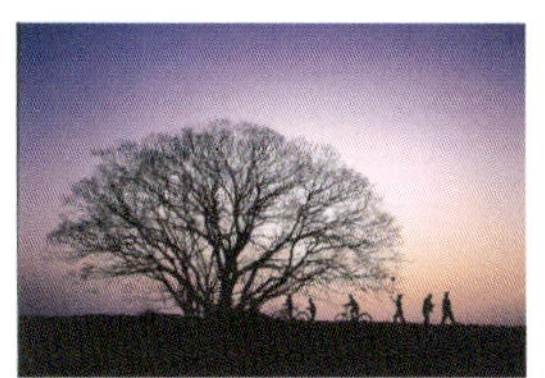

# 〈건강연령 측정표〉

| 순서 | 항 목 | 응답 (해당되는 괄호 안의 숫자를 자신의 나이에 더하세요) |
|---|---|---|
| 1 | 비만도* | **a.** 110 미만(정상 또는 그 이하)(-1)<br>**b.** 110이상 120미만(과체중)(1)　**c.** 120 이상(비만)(3) |
| 2 | 흡연상태 | **a.** 15년내 피운 적이 없음(-1)　**b.** 금연(1)<br>**c.** 흡연(5) |
| 3 | 음주상태 | **a.** 금주(0)　　　**b.** 1주일에 2번 이하(1)<br>**c.** 1주일에 3번 이상(3) |
| 4 | 약물복용<br>(영양제제외) | **a.** 좀처럼 안함(-1)　**b.** 때로(0)　**c.** 거의 매일(2) |
| 5 | 연간 여행거리 | **a.** 서울-부산 거리의 9배 이하(1)<br>**b.** 서울-부산 거리의 10배 이상(2)<br>**c.** 서울-부산 거리의 20배 이상(3) |
| 6 | 안전벨트<br>착용정도 | **a.** 항상 착용(-1)　**b.** 가끔 착용(0)<br>**c.** 거의 착용 안함(2) |
| 7 | 운동 상태 | **a.** 1주일에 3번 이상(-2)　　**b.** 1주일에 2번 이하(0)<br>**c.** 거의 못함(2) |
| 8 | 평균 수면시간 | **a.** 7-8시간(-1)　**b.** 9시간 이상(0)　**c.** 6시간 이하(1) |
| 9 | 당뇨병 유무 | **a.** 없음(-1)　　　　　**b.** 모른다(0)<br>**c.** 있으나 조절 잘 됨(1)　**d.** 있으나 조절 잘 안됨(3) |
| 10 | 고혈압 유무 | **a.** 없음(-1)　　　　　**b.** 모른다(0)<br>**c.** 있으나 조절 잘 됨(1)　**d.** 있으나 조절 잘 안됨(4) |
| 11 | 혈중<br>콜레스테롤 양 | **a.** 200(mg/dL) 이하(-1)　　　**b.** 모른다(0)<br>**c.** 200 이상(1)　　　　　**d.** 250 이상(3) |
| 12 | 식사습관 | **a.** 규칙적(-1)　　　　　**b.** 불규칙적(1) |
| 13 | 식사중 염분 섭취 | **a.** 싱겁게(-1)　　**b.** 보통(0)　　**c.** 짜게(1) |
| 14 | B형간염 | **a.** 항체 있음(-2)　　**b.** 항원, 항체 모두 음성(0)<br>**c.** 모른다(1)　　　　**d.** 보균자(항원 양성)(3) |
| 15 | 위장병 | **a.** 정상(-1)　**b.** 모른다(0)　　**c.** 위염(0.5)<br>**d.** 위 또는 십이지장 궤양(1)　　**e.** 위용종(폴립)(2) |
| 16 | 정기건강진단 유무 | **a.** 2년에 1회 이상(-1)　　**b.** 3-5년에 1회 이하(0)<br>**c.** 안한다(2) |

| 순서 | 항 목 | 응답 (해당되는 괄호 안의 숫자를 자신의 나이에 더하세요) | | |
|---|---|---|---|---|
| 17 | 당뇨병 가족력 | **a.** 없음(-0.5) | **b.** 모름(0) | |
| | | **c.** 한쪽 부모(0.5) | **d.** 양친(1) | |
| 18 | 뇌졸중 가족력 | **a.** 없음(-0.5) | **b.** 모름(0) | |
| | | **c.** 한쪽 부모(0.5) | **d.** 양친(1) | |
| 19 | 60세이전에 심장병으로 인한 가족 사망력 | **a.** 없음(-0.5) | **b.** 모름(0) | |
| | | **c.** 한쪽 부모(0.5) | **d.** 양친(1) | |
| 20 | 위암이나 간암으로 인한 가족 사망력 | **a.** 없음(-0.5) | **b.** 모름(0) | |
| | | **c.** 한쪽 부모(0.5) | **d.** 양친(1) | |
| 21 | 신체적 건강상태 | **a.** 매우 좋음(-1) | **b.** 보통(0) | **c.** 나쁨(1) |
| 22 | 인생에 대한 만족도 | **a.** 대체로 만족(-1) | **b.** 보통(0) | |
| | | **c.** 대체로 불만족(1) | | |
| 23 | 가족, 친구와의 유대 | **a.** 좋음(-1) | **b.** 보통(0) | **c.** 나쁨(1) |
| 24 | 지난 1년동안 큰 불행 경험(사업실패, 이혼 가족사망 등) | **a.** 없었음(-1) | **b.** 한 번 경험(0) | |
| | | **c.** 두 번 이상 경험(1) | | |
| 25 | 결혼상태 | **a.** 결혼(-1) | **b.** 미혼(0) | |
| | | **c.** 별거 또는 이혼(1) | **d.** 사별(2) | |
| 26 | 교육정도 | **a.** 대졸 이상(-1) | **b.** 고졸(0) | |
| | | **c.** 중졸(1) | **d.** 국졸 이하(2) | |
| 27 | 취업상태 | **a.** 주부, 학생, 자원봉사(0) | **b.** 취업(1) | |
| | | **c.** 은퇴(2) | **d.** 실직(3) | |
| 28 | 거주상태 | **a.** 자가(-1) | **b.** 전세(1) | **c.** 월세(2) |
| 29** | 자궁절제술 유무 | **a.** 받음(-1) | **b.** 모름(0) | **c.** 안 받음(1) |
| 30** | 마지막 자궁암검사 받은 시기(자궁절제술을 받은 경우는 체크 안함) | **a.** 1년 이내(-1) | **b.** 1년 이상(0) | |
| | | **c.** 2년 이상(1) | **d.** 3년 이상(2) | |
| | | **e.** 받은 적 없음(3) | | |

* 비만도 계산법 = (몸무게[kg] / 키[cm] - 100) X 100

** 여성만 답하세요.

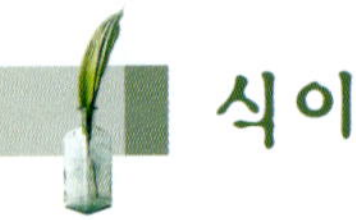

# 식이

조미료를 포함해서
먹는 거라면 뭐든 적게 드세요.
인간은 잡식성.
육류 드셔도 됩니다.
아니 필수아미노산의 섭취를 위해
드셔야 합니다. 단 적게 드세요.

특히 배 나온 분들.
배 둘레는 여생과 반비례합니다.
꼭 여생 때문이 아니더라도
보기에 영 안 좋습니다.
심각하게 고려하여 적게 드세요.

이외에는 상식적으로 생각하면 됩니다.
예컨대 야채, 과일, 콩류 등이 좋다는…
그러나 먹는 것과 관련하여 상식을 뒤엎는 정보는
그것이 마치 최신정보인 양 발표되더라도
과학적으로 입증되지 않은 것이 대부분이니
일단 의심부터 하십시오.
한 예로 알레르기가 육류섭취에 따라
악화된다는 정보도 입증되지 않은 것입니다.

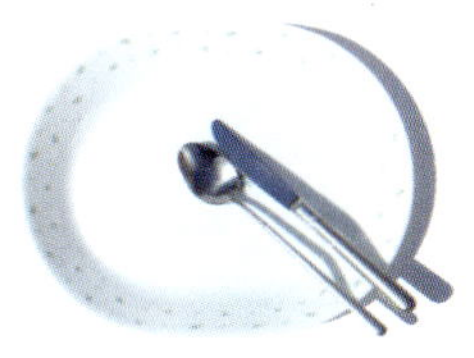

자꾸 무언가 먹는 건 마음의 병.
마음이 허전해서 그렇습니다.
여기서도 마음은 조화를 부리죠.
마음이 유혹하는 대로 따르지 말고
영혼이, 최소한 육체가 이끄는 대로 따르세요.
영혼, 최소한 육체는
음식의 양보다는 참맛을 느끼기를 원합니다.
조금씩 음식의 참맛을 느껴보세요.
천천히 걷고 명상을 행하는 사람은
게걸스럽게 먹지 않습니다.
음식이 화려하든 초라하든
먹는 곳이 레스토랑이든 길거리든
식사는 허기를 채우기 위함이 아니라
천국의 향연을 느끼기 위함입니다.
라면 하나를 길거리에서 먹더라도 좋습니다.
천천히 느긋하게 즐기세요.

건강식품?
저는 종합비타민 외에
별다른 건강식품은 안 먹습니다.
호르몬요법?
일반적으로 득(得)이 많지만
실(失)도 분명 있습니다.
주치의와 상의하여 신중하게 결정하십시오.

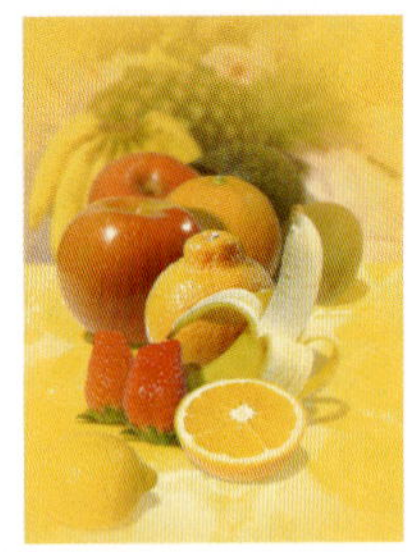

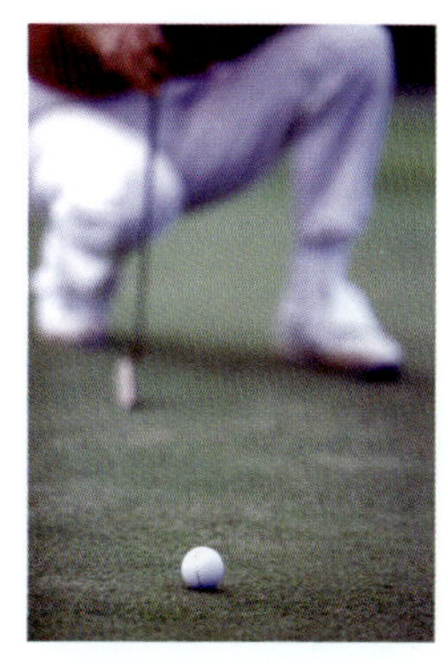

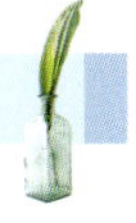

# 운동

너무 무리해서 운동하지 마세요.
기계도 과도하게 쓰면 오래지 않아 낡아 버립니다.
운동선수들의 수명이 길지 않다는 보고도 있습니다.
거북이가 토끼보다 오래 산다는 걸 기억하세요.

스트레칭을 위한 체조 후
산소를 넉넉히 마시면서
1시간 이내로 걷는 정도면 충분합니다.
천천히 걷는데 운동처방이 따로 필요할 리도 없죠.
심한 운동은 그저 재미로
일 주일에 한 번 정도 하십시오.
세계적인 장수마을에 천천히 걷는 사람은 있어도
조깅하는 사람은 찾기 어렵습니다.

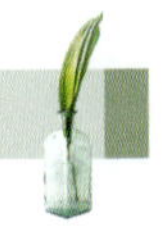

# 흡연, 중독

흡연과 중독은 마음이 빚은 최대의 걸작.
마음은 급기야 육체마저 포섭하여
도무지 헤어 나오기 어렵게 만듭니다.
이 정도면 영혼만이
치료를 수행할 수 있습니다.
명상과 천천히 걷기로
영혼을 맑게 가져야만 합니다.
그러나 건강인도 영혼이 맑기가 어려운데
중독자는 더욱 그러기가 어렵겠죠.
치료가 힘들 수 밖에 없습니다.
실상 마약, 알콜 중독은 사회적으로도
해결하지 못하는 난제 중의 난제죠.
암보다 더 치료가 어렵다고도 합니다.
필자도 정신과병원 내의 알콜중독센터에서
수개월 근무해 보고는
알콜중독에 두손 두발 다 들었습니다.


중독 분야는 전문가에게 맡기고...
담배, 끊긴 끊어야 할텐데
영혼까지 동원하여
너무 어렵다고 생각하는 분들께

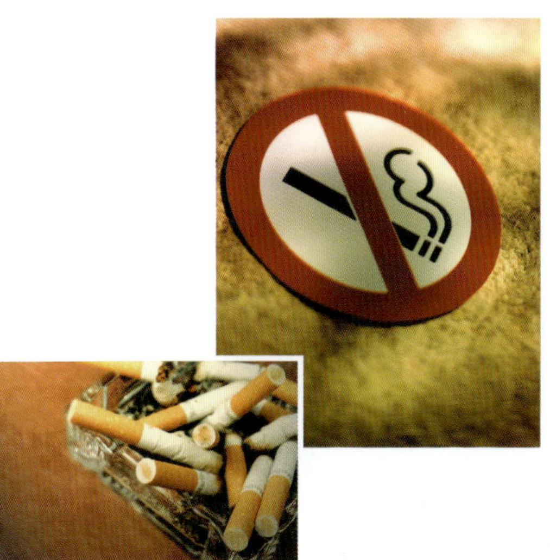

저의 담배 끊은 사연이

혹시 도움이 될까 하여 소개합니다.

어느 날 지독한 감기에 걸려

고열에 시커먼 가래가 끓고 코는 콱 막혀

말 그대로 죽을 지경이었죠.

이틀을 도저히 담배를 피울 수가 없었습니다.

감기가 거의 나은 3일째 되던 날

아침에 들이마신 첫 공기가 무척 상쾌하더군요.

서울 공기도 상쾌하다는 사실을

그때 처음으로 알았습니다.

그동안 무엇 때문에 그런 독을 들이마셨는지...

결정했습니다. 끊기로.
담배와 라이터는 당장 쓰레기통으로.


몇 일은 좀 힘들었습니다.
한 개씩 피우기도 했죠.
그런데 오랜만에 한 개씩 피우는 담배가
더욱 혐오스럽더군요.
한 순간에 피로가 밀려들고
가슴은 두근거리며 머리는 띵하고,
역시 안 피우는 것이

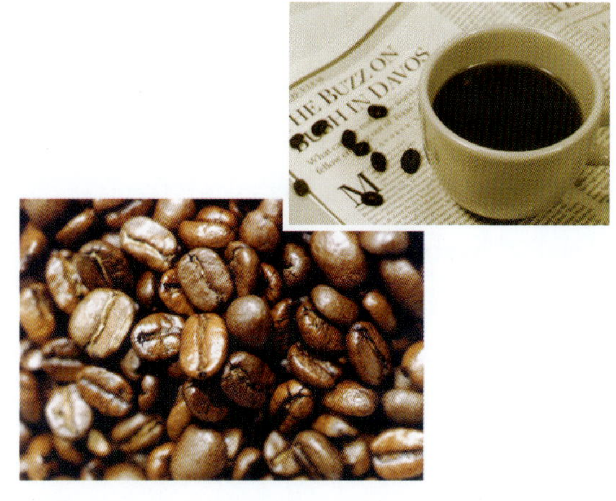

훨씬 낫다는 확신만 들었습니다.
금연하는 과정에서 정 견디기 어려우면
한 개씩 피울 수도 있겠죠.
그걸 꼭 실패라고 낙담할 필요는 없습니다.
그러나 피울 때의 괴로움은
반드시 잊지 말아야 하며,
적어도 피워서 도움될 것 없다는
확신만큼은 버리지 말아야 합니다.
사실이 그렇지 않습니까?
피운다고 도움될 것 없습니다.

끊으세요.
입, 치아, 코, 목 모두가 상쾌하고
몸에서 역겨운 냄새도 나지 않습니다.
피로감도 없어 아침에 일어나면 개운합니다.
담배 안 피우면
그 많은 스트레스는 어떻게 하느냐고요?
몸이 개운하니 스트레스 받을 일도 별로 없네요.
그래도 당장의 스트레스 해소를 위해
대안이 필요하다면 차나 커피를
아주 진하게 한 잔 하세요.

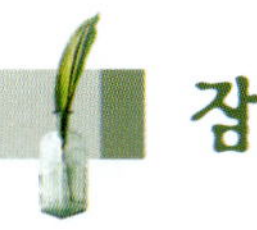# 잠

이건 순전히 저의 생각이나
잠을 많이 자면 오래 사는 것 같습니다.
이 분야에 대한 연구도 가치가 있을 듯 합니다.

그런데 잠이 안 오면?
명상을 하세요.
생각을 지우세요.
그래도 안되면(보통은 그래도 안됩니다)?
이번에는 생각을 해 보세요.
최근 기분 좋았던 일이나 상상 따위의.
그래도 안되면?
책을 읽어보세요.
이도 저도 도저히 안되면?
안 자면 됩니다.
스트레스 받느니 마음 편히 밤새우죠.

언젠가는 자게 될 테니.

수면제?
저는 수면제를 원하는 분에게
수면제 중독되느니 안 자는 게
차라리 낫지 않겠느냐고 반문하곤 합니다.
그러나 뭐 정 괴로우면
한 알 정도 드셔도 됩니다.

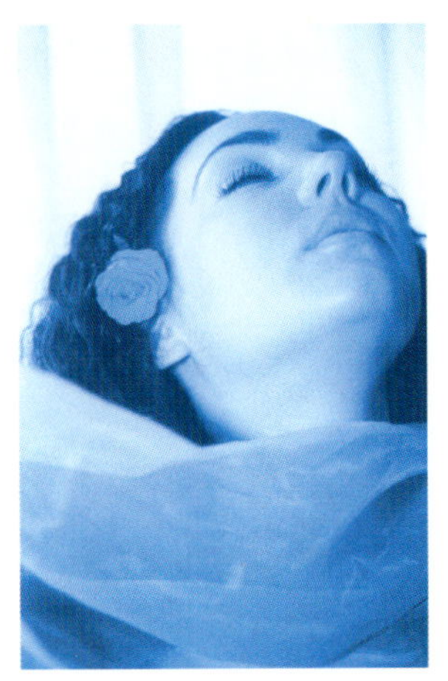

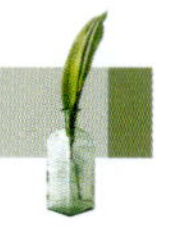

# 피로

너무 피로하면 쇼핑은 물론
설거지도 하기 힘들다 합니다.
질병에 의한 것이 아니라면
만성 피로는 체내에 만성적으로 산소가 부족하여
대사작용이 불충분해진 결과
피로를 유발하는 산성물질이 누적되기 때문입니다.

본래 숨이 얕은 여성분들
스트레스로 숨이 얕아진 분들
밀폐된 공간에서 일하는 분들
산소를 마시는 운동이 부족한 분들,
각각
복식 호흡하고
명상하고
실내 환기하고
천천히 걸으면서 심호흡하세요.

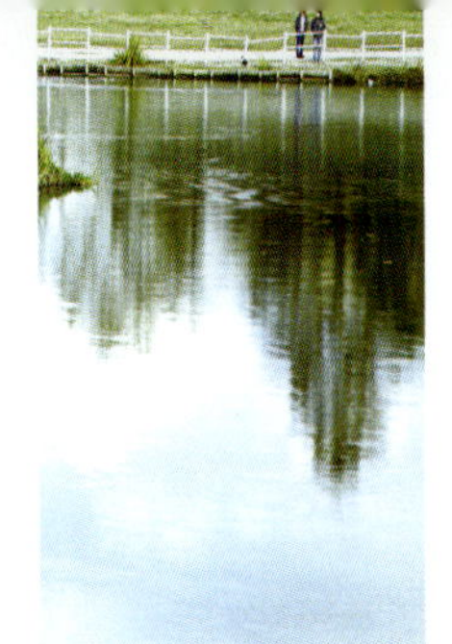

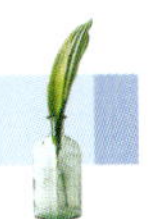

# 정력

신장 2m4cm의 미국 농구선수이자
원단 터프가이인 데니스 로드먼과
가수 마돈나가 만났습니다.
현대판 변강쇠와 옹녀의 환상적인 만남?
그런데 '힘만 쓴' 데니스 로드먼에
마돈나가 극도로 실망했다는 후문입니다.

정력에 좋다면 몬도가네든 뭐든
가리지 않는 남성분들.
너무 힘쓰는 데만 주력하지 마세요.
먼저 진정으로 사랑할 줄 아는 기술을 익히시길.
요즘 서점에 가면
사랑의 기술에 대한 책들이 많습니다.
돈 버는 기술에 대해서는 열심히들 공부하면서…
성(性)에 대해서도 공부해 보세요.
공부 싫어하는 분이라도
이 분야는 틀림없이 재미있을 겁니다.
이왕이면 동양보다는 서양 식의
보다 현실적이고 체계적인 책을
선택하시길 권합니다.

굳이 정력에 문제가 있다고 생각되면
당장 금연하고 명상, 천천히 걷기로
영혼을 맑게 하십시오.
영혼이 맑은 사람은
하찮은 들풀에도 사랑을 느낍니다.

현재까지 발기촉진제나 마약류의 흥분제는 있어도
과학적으로 입증된 소위 정력제라는 것은 없습니다.
그런 걸 먹고 실제로 정력이 좋아졌다면
그 이유는 잠시나마 심리적으로
자신감이 생겼기 때문일 것입니다.

거추장스러운 자존심.
이제 그런 것도 좀 버리고
아내에게 부드러운 손길을…
그게 영 내키지 않는다면
먼저 당신이 100점은 아니더라도
90점 남편은 되는지를 따져 보세요.
별로 자존심 내세울 것 없다는 결론을 얻을 것입니다.
자존심 센 남편,
괜히 건드려 화를 부를까 겉으로는 말 안 해도

아내는 별로 좋아하지 않습니다.

아내도 물론 책임이 있습니다.
거리에는 늘씬 미녀들이 넘쳐나는데
집안에 있으면서 날이 갈수록 살은 찌고...
명상과 천천히 걷기로 스트레스를 조절하면
먹는 데 집착하지 않게 됩니다.
살 빼셔야죠.
그래도 정 안 빠진다면?
좋습니다.
여자다운 매력만큼은 잃지 않도록 노력하세요.
남편이 거들떠도 안 본다고요?
당장은 자신을 위한다고 생각하세요.
그리고는 하루중 잠깐씩이라도
남편에게 자연스러운 매력을 보여 주세요.
아무리 무감각한 남편이라도
서서히 반응을 보일 것입니다.

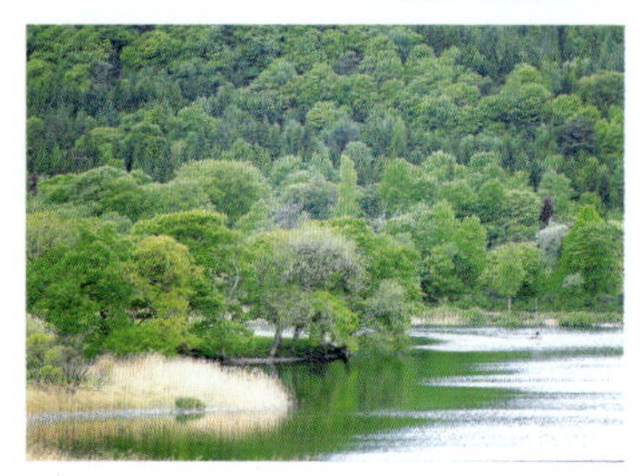

## 주거환경

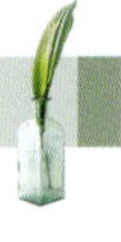

정신건강이 안 좋은 사람이
주거환경도 나쁘면?
정신병을 얻습니다.
주거환경이 좋으면?
정신건강도 좋아집니다.

주거환경은 먼지, 온도 및 습도에 의해 결정됩니다.
만일 여윳돈이 있어 건강에 투자하고 싶다면
우선 건강검진을 하고
다음 공기청정기를 사십시오.
특히 우리나라의 대도시에 산다면

공기청정기를 적극 권합니다.
시골집에 놀러가서 하룻밤 자고 나면
오래 안 자도 개운하죠.
먼지나 공해물질이 적기 때문입니다.
가수 마이클 잭슨은 산소통 안에서 잔다는데
그럴 수야 없지만
공기청정기는 의외로 건강에 큰 도움을 줍니다.

공기청정기가 선택이라면
우리나라에서 가습기는 필수입니다.
여름을 제외하고는
최소한 잘 때만이라도 틀어야 합니다.
가습기에 세균이 많다고 안 트는 분이 있는데
가습기가 문제가 있는 것이 아니라
청소를 안 해서 그렇습니다.
1주일에 한 번만이라도 청소하세요.
참고로 실내 습도는
최소 40% 이상, 60-65%를 유지해야 합니다.
습도는 기관지에 중요한 역할을 합니다.
기관지에는 가래를 위로 올리는 섬모운동이 있는데
습도가 적으면 이 섬모운동이

제대로 작동을 하지 못합니다.
이렇게 되면 기침을 해서라도
가래를 배출하고자 하는 현상이 생기죠.
따라서 건조하면 기침을 많이 하게 됩니다.
또 다른 이유도 있습니다.
습기가 많으면 미세한 물방울이 먼지를 머금어
무거워지면서 방바닥으로 가라앉습니다.
반대로 건조하면 먼지가 공중으로 풀풀 날리면서
우리의 호흡기 근처를 맴돌죠.
먼지는 가래를 만들고
코를 자극하여 콧물이 나게 합니다.
결국 건조하면 먼지가 많이 날리고
가래 배출이 시원치 않아
콧물, 기침을 많이 하게 되는 것입니다.

게다가 옷을 제대로 안 입어 몸까지 차면
콧물, 기침하기에 최적의 조건이 되죠.
우리나라 엄마들은 아이 옷 안 입히는데 선수입니다.
여름에는 러닝셔츠 하나, 겨울에는 내복 하나
왜 안 입히냐고 물으면
대부분 아이가 땀이 많고 가려워해서 그렇다고 합니다.

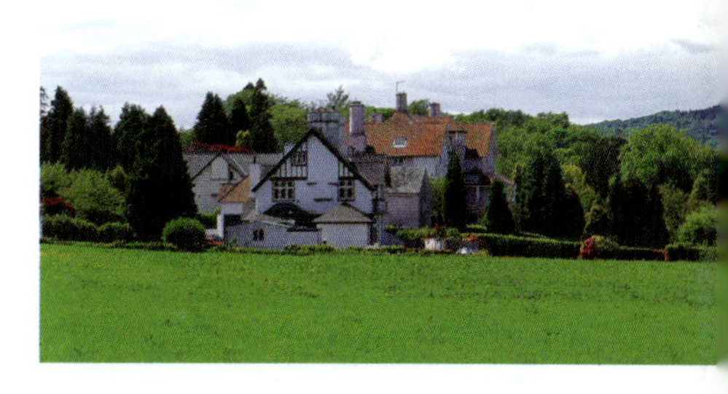

아이들은 본래 기초체온이 높으므로 땀이 많습니다.
옷 하나 더 입힌다고 땀이 더 나는 건 아니죠.
또한 옷을 안 입혀 땀 흡수가 잘 안되면
땀이 식을 때 체온까지 급격히 감소될 우려가 있습니다.
가려움증 역시 더 심해지는 건 아닙니다.
설령 땀이나 가려움증이 조금 심해졌다 쳐도
종일 콧물, 기침하는 것보다는 낫지 않을까요?
특히 알레르기비염이나 천식을 가진 아이에게는

습도와 보온 유지를 더욱 철저히 해주어야 합니다.

엄마는 병원에 와서 말합니다.
왜 애가 1년 내내 콧물, 기침을 달고 살죠?
왜 약 먹을 때만 빤하다 도로 그렇죠?
약을 좀 독하게 줘 보세요.

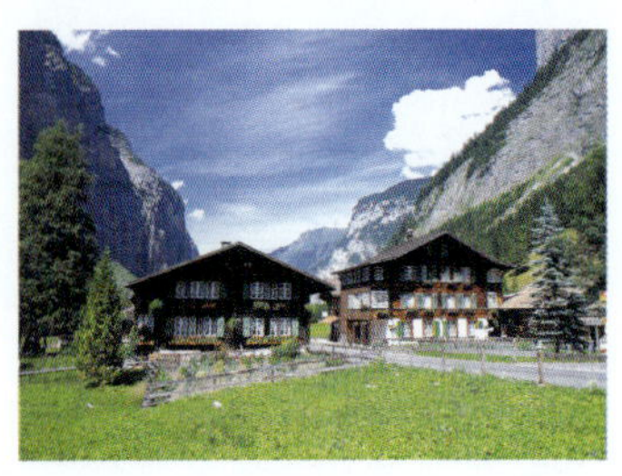

주사 좀 놔줘 보세요.

대학병원 가게 의뢰서 써 주세요.

짜증나는 건 알지만...

짜증보다는 먼저 환경관리부터 하십시오.

집이 좁아서 잘 안된다고요?

좁은 집일수록 관리하기가 더 편하죠.

우선 잡다한 물건부터 내다 버리세요.

그런 다음

자주 환기하여 먼지를 줄이고,

집안을 훈훈하게 유지하세요.

여름을 제외하고는 잘 때만이라도 가습기를 틀고,

아이들에게 옷을 항상 넉넉하게 입히고,

밖에서 실컷 뛰어 놀더라도

일단 집에 들어오면 씻기고 옷부터 갈아 입히세요.

할 게 많은 것 같아도

그저 기본적인 것들 뿐입니다.

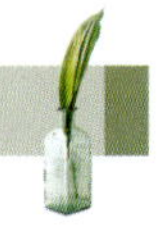

# 건강검진

열심히 돈 벌어 건물 사고 술, 담배 끊고
이제 좀 살 만 한데 암이라니?
이런 스토리 많이 들으셨을 겁니다.
느닷없이 떨어진 사형선고.
죄가 있다면 미리미리 검진을 안한 죄지요.
건강을 위해 가장 중요한 것은?
정기검진입니다.
건강을 위해 가장 하기 쉬운 것은?
정기검진입니다.

검진은 1년에 한 번 정도면 됩니다.
반드시 종합검진을 받을 필요는 없지만
암과 주요 생활습관병(뇌졸중, 관상동맥질환)의 가능성은
매년 확인해야 합니다.
두 질병은 생명을 직접적으로 위협하기 때문입니다.
특히 가족력이 있는 경우
더욱 적극적으로 검사를 받아야 합니다.
그 외의 검사는 주치의의 의견에 따르는 것이 좋습니다.

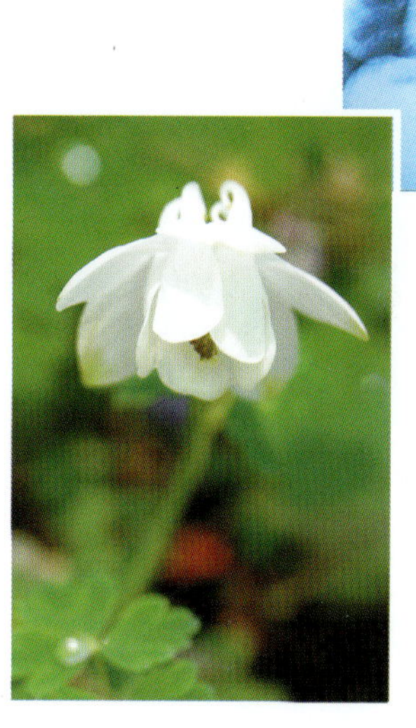

다음 표는 각 연령대에 따른 건강검진표입니다.
표대로 꼬박꼬박 다 할 수는 없는 노릇이나
그렇더라도 참고하면 적지 않은 도움이 될 것입니다.

(자료: 한국인의 평생건강관리, 대한가정의학회 ; 표, 필자 수정)

# 1. 신생아~1세

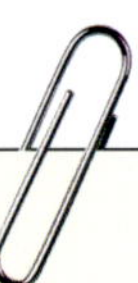

## 정기적 방문
2, 4주 및 2, 4, 6, 9개월

## 상담
- 성장 및 발달
- 가족력, 임신 분만시의 문제점 여부
- 영양(특히 철분, 칼슘) 및 배변 습관
- 사고예방: 교통사고, 추락, 화상, 중독사고
- 치아관리: 우유병에 의한 충치 등
- 수동흡연 예방

## 신체검사
- 신장, 체중, 두위 측정
- 선천성심장, 고관절탈구, 탈장검사
- 충치
- 소아학대징후

## 임상검사
- 선천성 대사이상 검사(갑상선 기능저하증, 페닐케톤요증): 출생후 3-6일
- 빈혈검사: 9개월
- 소변검사
- 고위험군 선택검사
    1) 결핵반응 검사

## 예방접종
- BCG: 출생 4주 이내
- DPT, 소아마비: 2, 4, 6개월
- B형간염: 출생시, 1, 2(6)개월
- 홍역: 9개월
- 뇌수막염(선택): 2, 4, 6개월

# 2. 1~6세

**정기적 방문**

15, 18개월 및 5세

**상담**

- 성장 및 발달
- 사회적응 상태
- 영양: 철분, 염분, 균형된 칼로리, 사탕 및 과자류
- 운동
- 사고예방: 교통사고, 화상, 추락, 중독사고, 보호장구 착용
- 치아관리: 올바른 이닦기 습관, 정기적 치과 방문
- 수동흡연 예방
- 비정상 사별

**신체검사**

- 신장, 체중
- 청력, 약시, 사시
- 혈압
- 충치, 부정교합, 구강호흡
- 소아학대 징후

**임상검사**

- 빈혈검사: 매 3-5년
- 소변검사: 매년
- 항문 기생충검사: 정기 방문시
- 고위험군 선택검사
  1) 결핵반응 검사
  2) 흉부 X선 검사
  3) 콜레스테롤
  4) B형간염

**예방접종**

- 홍역, 풍진, 볼거리: 15개월
- DPT, 소아마비: 18개월, 5세
- 일본뇌염: 1세 이후 (첫 해 2회, 다음 해 1회, 만 6세 1회[추가접종])
- B형간염: 미접종자
- 뇌수막염(선택): 15개월 이후(추가접종)
- 수두(선택): 1세 이후
- 해외여행시: 황열, 말라리아, 뇌막염, 콜레라

## 정기적 방문
6-7세, 10-11세

## 상담
- 신체적, 정신적, 사회적 발달 상태
- 학습장애, 행동장애
- 영양: 지방식, 염분, 사탕 및 과자류, 균형된 칼로리
- 운동
- 사고예방: 교통사고, 익사, 중독사고, 보호장구 착용
- 치아관리: 규칙적인 이닦기
- 초경에 대한 교육
- 비정상 사별

## 신체검사
- 신장, 체중    • 혈압
- 시력, 청력
- 충치, 부정교합, 구강호흡

## 임상검사
- 빈혈검사: 매 3-5년    소변검사: 매년
- 항문 기생충검사: 정기 방문시
- B형간염 검사: 확인되지 않은 경우
- 고위험군 선택검사
  1) 결핵반응 검사
  2) 흉부 X선 검사
  3) 콜레스테롤 검사

## 예방접종
- B형 간염: 미접종자
- 일본뇌염: 만 12세(추가접종)
- 해외여행시: 황열, 말라리아, 뇌막염, 콜레라

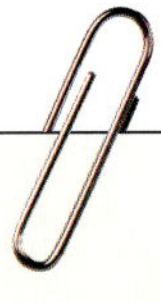

## 정기적 방문

13-15세, 16-18세 중 1회

## 상담

- 2차 성징의 발현
- 학교생활 및 학외활동 적응상태
- 영양: 지방식, 염분, 사탕 및 과자류, 균형된 칼로리
- 운동
- 습관성 물질: 음주, 흡연, 약물남용
- 성교육: 피임, 성병예방
- 사고예방: 교통사고, 보호장구 착용, 광폭성 행동
- 치아관리: 규칙적인 이닦기, 치과방문
- 우울, 자살위험　　　　· 소아학대징후

## 신체검사

- 신장, 체중
- 혈압: 16세 이상은 매년
- 충치, 부정교합, 치주염

## 임상검사

- 항문 기생충검사: 15세까지, 정기 방문시
- B형간염: 확인되지 않은 경우
- 고위험군 선택검사

  1) 풍진　　　　　　2) 빈혈　　　　　3) 콜레스테롤

## 예방접종

- 파상풍: 14-16세중 1회　　　B형간염: 미접종시
- 고위험군 선택접종

  1) 풍진　　　　　　2) 인플루엔자　　3) 폐렴

  4) 신증후출혈열　　5) 장티푸스

  6) 해외여행시: 황열, 말라리아, 뇌막염, 콜레라

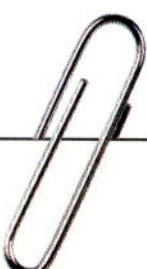

## 정기적 방문
매 1-3년

## 상담
- 식습관
- 운동
- 흡연, 음주, 약물복용
- 직업관련성 위험요인
- 수면 및 휴식
- 스츠레스 해소
- 성생활 및 성병
- AIDS 예방
- 사고예방
- 영양: 지방질, 철분, 칼슘, 염분, 균형된 칼로리
- 치아관리
- 매월 자가 유방검진
- 우울, 자살위험
- 비정상 사별

## 신체검사
- 완전 신체검사: 매 5년
- 신장, 체중
- 혈압: 매년
- 유방: 30세부터 매 2년
- 갑상선: 매년
- 충치, 치주염

## 임상검사

- B형간염 검사: 확인되지 않은 경우
- 콜레스테롤: 매 5년
- 대변잠혈 검사: 매년
- 자궁경부암 검사: 매년
- 흉부 X선 검사: 매 2년
- 간기능: 35세 이상 매년
- 고위험군 선택검사
  1) 빈혈검사　　　　　 2) 간기능
  3) 혈당　　　　　　　 4) 소변검사
  5) 풍진　　　　　　　 6) 매독
  7) 심전도, 심장 운동부하검사
  8) 간초음파
  9) 위장검사
  10) 임질, 클라미디아 등 성병검사
  11) 콜레스테롤

## 예방접종

- 파상풍: 매 10년
- B형간염
- 고위험군 선택접종
  1) 풍진
  2) 인플루엔자
  3) 폐렴
  4) 유행성출혈열
  5) 장티푸스
  6) 해외여행시: 황열, 말라리아, 뇌막염, 콜레라, 여행자
  　　　　　 설사

## 정기적 방문
매 1-2년

## 상담
- 식습관
- 운동
- 흡연, 음주, 약물복용
- 직업관련성 위험요인
- 수면 및 휴식
- 영양: 지방질, 염분, 칼슘, 철분, 균형된 칼로리
- 스트레스 해소
- 성생활 및 성병
- AIDS 예방
- 사고예방
- 치아관리
- 매월 자가 유방검진
- 여성호르몬 대체요법 (필요시)
- 아스피린 예방요법 (필요시)
- 우울, 자살위험
- 비정상 사별

## 신체검사
- 완전 신체검사: 매 2-4년
- 신장, 체중  혈압: 매년  유방: 매년  갑상선: 매년
- 항문직장 검사: 50세 이상 매년
- 충치, 치주염
- 고위험군 선택검사
  1) 말초혈관 촉진
  2) 경동맥 청진

- B형간염: 확인되지 않은 경우
- 콜레스테롤: 매 5년
- 대변잠혈 검사: 매년
- 간기능: 매년
- 자궁경부암 검사: 매년
- 위장검사: 매 1-2년
- 흉부 X선 검사: 매 2년
- 유방 X선 검사: 매 2-3년
- 고위험군 선택검사

1) 소변검사
2) 빈혈검사
3) 간기능
4) 혈당
5) 매독
6) 심전도, 심장 운동부하검사
7) 간초음파
8) 직장대장촬영
9) 임질, 클라미디아 등 성병검사
10) 콜레스테롤
11) 골밀도
12) 소변 암세포검사
13) 흉부 X선 검사
14) 위장검사
15) 유방 X선 검사

**예방접종**

- 파상풍: 매 10년
- B형간염: 미접종시
- 고위험군 선택접종

1) 인플루엔자
2) 폐렴
3) 유행성출혈열
4) 장티푸스
5) 해외여행시: 황열, 말라리아, 뇌막염, 콜레라, 여행자
   설사

# 7. 65세 이상

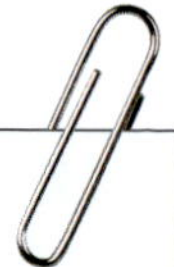

**정기적 방문**
매 년
**상담**
- 일과성 뇌허혈 증상
- 식습관
- 운동
- 흡연, 음주, 약물복용
- 노인기능 평가, 인지능력 평가
- 수면 및 휴식
- 영양: 지방질, 염분, 칼슘, 철분, 균형된 칼로리
- 운동
- 스트레스 해소
- AIDS 예방
치아관리
여성호르몬 대체요법 (필요시)
아스피린 예방요법 (필요시)
우울, 자살위험
- 흡연, 음주
- 성생활
- 사고예방
- 매월 자가 유방검진
- 비정상 사별
**신체검사**
- 완전 신체검사: 매 1-2년
- 신장, 체중, 시력, 청력
- 안압, 혈압: 매년
- 유방진찰: 매년
- 항문직장 검사: 매년
- 갑상선: 매년
- 고위험군 선택검사
  1) 말초혈관 촉진
  2) 경동맥 청진

## 임상검사

- 콜레스테롤: 매 5년
- 대변잠혈 검사: 매년
- 소변검사: 매년
- 간기능: 매년
- 자궁경부암 검사: 매년
- 위장검사: 매 1-2년
- 흉부 X선 검사: 매년
- 유방 X선 검사: 매 2-3년
- 고위험군 선택검사
  1) 빈혈검사                    2) 간기능
  3) 혈당
  4) 심전도, 심장 운동부하검사
  5) 간초음파                    6) 직장대장촬영
  7) 골밀도                      8) 소변 암세포검사
  9) 위장검사
  10) 유방 X선 검사

## 예방접종

- 파상풍: 매 10년
- B형간염: 미접종시
- 인플루엔자: 매년
- 폐렴: 1회
- 고위험군 선택접종
  1) 유행성출혈열
  2) 장티푸스
  3) 해외여행시: 황열, 말라리아, 뇌막염, 콜레라, 여행자
     설사

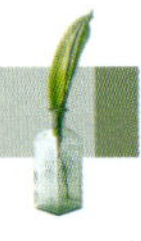

# 질병의 이해

중(重)하거나, 또는 비교적 흔하여
세인의 관심을 집중시키는 질병을 골라
함께 공부해 봅니다.
이런 정도는 상식적으로 알고 있는 것도 좋습니다.
주로 병의 원인과 치료를 중심으로 기술하였습니다.

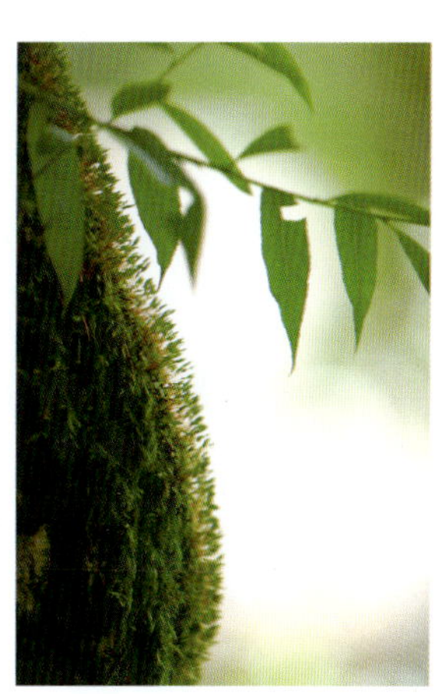

# 1. 암

양방, 한방, 대체의학, 민간요법 등
별의별 방법에도 변함 없이 위세를 자랑하는 암.
암이 어느 정도 자랄 때까지
우리 몸은 암도 마치 몸의 일부인 것처럼
생각한다는데 문제의 심각성이 있습니다.
몸의 일부로 생각한다는 건
별다른 증상을 만들지 않는다는 뜻입니다.
암세포가 사방으로 전이될 때까지도 모르고 있다가
치료가 불가능한 상태에서
우연히 발견되는 경우도 허다합니다.
암에 대한 대책으로는
예방, 조기발견, 조기치료의 순서대로 중요합니다.

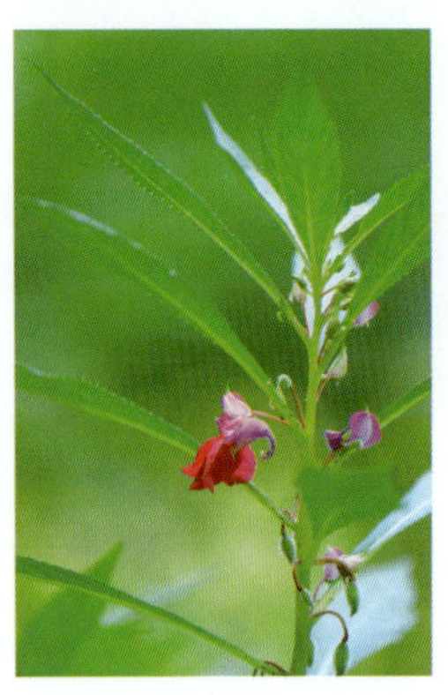

암은 과연 예방이 가능할까요?

현재까지의 연구들을 종합하면

암이 생기는 요인의 약 50%는

유전과 관계된 부분이며,

(이 부분도 유전자조작을 통해

예방할 수 있는 날이 올 것으로 보입니다.)

나머지 50%는 당장이라도 예방이 가능한

생활상의 문제들입니다.

그러니 다음과 같은 생활상의 수칙들을 잘 지키면

암이 생길 위험성이 반 정도로 준다고 할 수 있습니다.


< 암 예방을 위한 10개 생활수칙 >

　1) 금연한다.

　2) 과다한 음주를 삼가한다.

　3) 고섬유질 및 저지방식을 하고 비타민이 다량 함유된 과
　　 일, 야채를 충분히 먹는다.

　4) 불에 직접 태우거나 훈제한 음식을 절제한다.

　5) 질산염 등으로 방부처리 하였거나 색소가 함유된 음식을
　　 피하고 되도록 자연식을 한다.

　6) 비만하지 않도록 체중을 조절한다.

7) 불필요한 X-선 또는 자외선에의 과다한 노출을 피한다.

8) 암의 위험요인으로 알려진 산업 및 공해 물질을 피한다.

9) B형간염 예방접종을 받는다.

10) 과로, 스트레스를 피한다.


위의 수칙 중 특히 중요한 것을 들라면 흡연과 스트레스입니다.
담배에는 여러 종류의 발암물질이 포함되어 있으며,
스트레스는 암에 대한 면역기능을 저하시킵니다.


앞서 말했듯이 초기의 암은
별다른 증상을 유발하지 않습니다.
따라서 증상이 없더라도 정기적으로 암검진을 받아야
암의 조기발견에 따른 조기치료가 가능해 집니다.
현재 대부분의 병원에서 시행되고 있는 종합검사에는
흔한 암에 대한 검사가 거의 포함됩니다.
암검진은 모든 사람에게 해당되나
특히 위의 생활수칙을 잘 지키지 않거나,
다음에서 보는 바와 같은 암의 위험요인이 있는 사람은
보다 더 철저히 받아야 합니다.

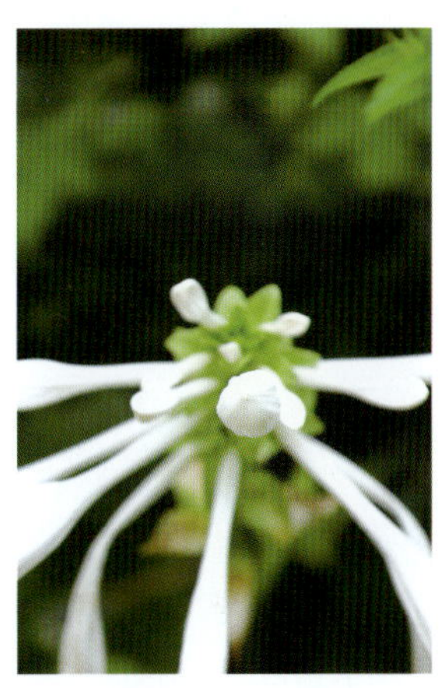

〈 암의 위험요인 〉

모든 암에 있어서 가족력은 가장 중요한 위험요인이며, 가족력 외에 암의 위험요인으로 잘 알려진 것들은 다음과 같다.

1) 폐암: 흡연, 간접흡연, 전리방사선(라돈) 노출, 석면.비소.크롬.다환형탄화수소 등 작업물질에의 노출, 베타카로틴(비타민 A)이 적은 식이

2) 대장암: 포화지방의 과다섭취, 야채.과일.섬유질의 섭취 부족, 가족성 폴립증, 오래된 궤양성 대장염, 선종성 폴립(일종의 혹)

3) 유방암: 고령에서의 첫 임신, 방사선 과다노출, 출산한 적이 없음, 폐경 후의 비만, 고지방식, 한 쪽에 유방암이 있을 때, 유방 양성질환의 과거력

4) 자궁경부암: 인유두종바이러스 감염, 문란한 성생활, 어
          린 나이부터의 성관계, 성병, 흡연, 식이중
          베타카로틴.엽산 부족

5) 방광암: 흡연, 작업장에서의 유해물질(염색물질 등)

6) 구강.인두암 : 흡연, 과다한 음주, 작업장에서의 유해물
          질, 식이 중 베타카로틴.비타민C 부족

7) 피부암: 자외선에의 과다노출

8) 카포시 육종(일종의 피부근육암): AIDS 감염

9) 간암: B형간염 (특히 모친으로부터의 수직감염), C형간
          염, 만성 간질환 및 간경변, 염화비닐에의 노출,
          알콜남용, 아플라톡신(곰팡이독)

10) 전립선암: 카드늄에의 노출, 고지방식

11) 췌장암: 흡연

12) 위암 : 염장 및 훈제식품, 질산.아질산 가공식품, 불에
          태운 고기, Helicobactor pylori 균의 감염, 만성 위
          축성 위염, 선종성 폴립, 악성 빈혈


너무 많은 것 같지만
자신에게 해당되는 것만 유념하면 되겠죠.
암은 인체의 어느 부위나 장기에서도 발생할 수 있기 때문에
모든 암을 다 찾아낸다는 것은 현실적으로 불가능합니다.

또한 아직까지 암을 생성단계에서부터 찾아내는 검사법이 없
다는 것은
조기 발견을 저해하는 또 하나의 문제점입니다.
그러나 최근 생명과학의 발전과 더불어
암의 발생기전들이 속속 밝혀지고 있으므로
아울러 암의 조기진단법 및 새로운 치료법들이 개발될 것으로
예상됩니다.

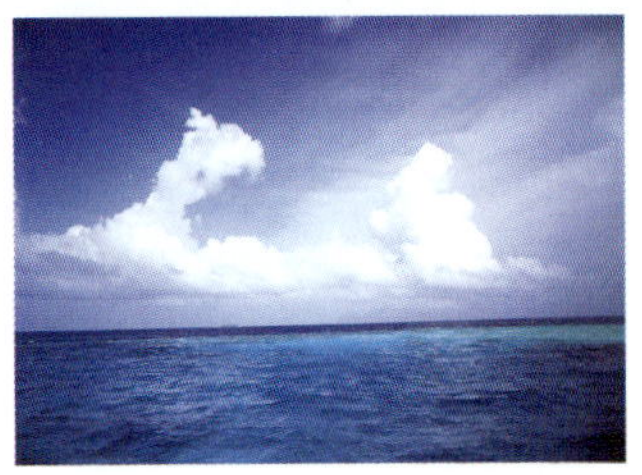

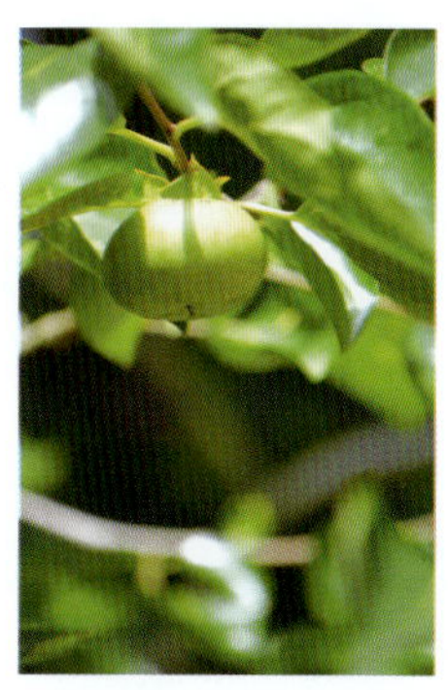

## 2. 기초 생활습관병
### - 비만증, 고혈압, 당뇨병, 고지혈증

우선 생활습관병이란 과거에 성인병으로 불렸던 것이
최근에 새로 바뀐 병명입니다.
기초 생활습관병이라 함은 다음에 설명할 주요 성인병,
즉 뇌졸중과 관상동맥질환(협심증, 심근경색)의 근본이 됨은 물론
그 자체로도 심각한 합병증을 유발하는 병들입니다.
이들은 서로 연관이 있어 한 가지가 생기면
나머지도 같이 생기는 경향이 있습니다.
이들의 별명은 '침묵의 살인자 (silent killer)'.
암과 마찬가지로 별다른 증상을 만들지 않아 붙여진 별명입니다.
증상이 없으니 치료에 무성의한 환자도 많습니다.

그러다 나중에 가서 후회하죠.

사실 증상이 생겼다는 건

이미 합병증이 진행되고 있다는 걸 의미합니다.

또한 생활습관병은 완치보다는 꾸준한 관리를 요합니다.

완치도 안 되는데 그냥 이대로 살겠다는 환자도 실제 있습니다.

그러나 말씀대로 이대로 살면 좋겠으나

사는 것 같지 않게 사는 경우를 당하게 됩니다.

그렇게 되지 않도록

관리를 아예 생활의 일부로 받아들여야만 합니다.

## ✳ 비만증

비만증은 장수에 지장을 초래하면서
치료가 어렵고, 치료 후에도 재발을 잘 하는
분명한 병입니다.
뒤에 '증'을 붙인 이유가 여기에 있습니다.
비만하면서 100세 이상을 산 사람은 찾기 어렵습니다.
물론 비만은 미용적인 문제로 인해
정신적 장애를 유발하기도 하죠.
비만의 원인은 30%가 유전, 10%가 문화적인 요인이며,
나머지 60%는 잘못된 생활습관, 즉 자기 책임입니다.
체중을 증가시키는 질병(갑상선 기능저하증 등)에 의하거나
약을 잘못 먹고 생긴 비만이 아닌,
대부분의 비만에서 그렇다는 것입니다.

비만은 최근 워낙 많은 관심이 쏠리다 보니
너무도 잘 아실 것으로 생각하여
치료만을 간단히 정리하고자 합니다.
단 필자가 비만클리닉을 운영하면서 얻은 결론을
다분히 개인적인 논지로 제시하는 것이니
다소간의 이견이 있을 수 있음을 전제합니다.

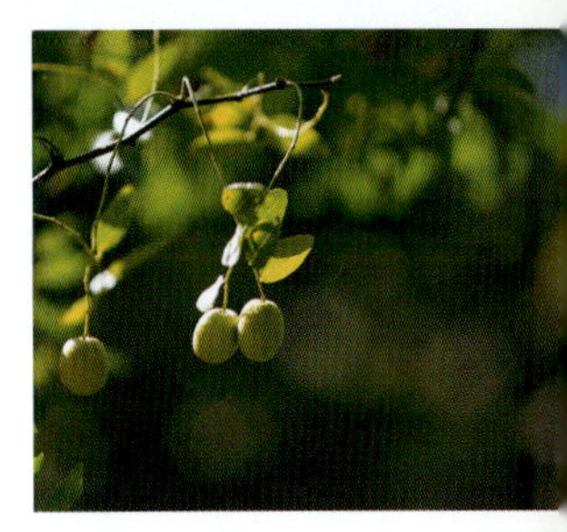

## 1) 식이

첫째, 적게 먹고 고지방식을 삼가야 합니다.
둘째, 식사시간을 잘 지키고 굶지 말아야 합니다.
한 끼 굶으면 다음에 먹는 건 음식이건 간식이건
모조리 저장되어 살이 된다고 생각하십시오.
이 두 가지만 잘 하면 됩니다.
칼로리에 너무 신경 쓰지 마십시오.
칼로리에 집착하다 보면 스트레스만 쌓일 수 있습니다.
식사일기도 치료 초기에는 유용할 수 있으나
금방 지겨워져 건성으로 쓰게 될 뿐입니다.


## 2) 운동

아무리 강조해도 지나치지 않을 만큼 중요합니다.
운동할 때 소모되는 에너지가 많지 않다는 주장은
탁상공론에 불과합니다.
단 1시간은 넘기지 말 것을 권합니다.
너무 오래 하면 식욕이 증가하기 때문입니다.
또한 고도비만자는 무리하지 말고
천천히 걷는 것부터 시작해야 합니다.
운동은 초기에 감량효과가 뛰어날 뿐만 아니라
장기적으로 감량을 유지하는 효과도 탁월합니다.

운동은 감량에 대한 성의를 반영하기도 합니다.
운동을 계속한 경우에서 체중이 다시 느는 것을
필자는 거의 본 적이 없으며,
역으로 운동을 하다 중단하면 틀림없이 요요현상으로
클리닉을 다시 찾게 됩니다.

### 3) 행동수정요법

생활습관을 개선하는데 중점을 둔 치료법입니다.
그러나 습관을 바꾼다고 너무 많은 걸 한꺼번에 하려 들면
오히려 얼마 가지 않아 포기하게 됩니다.
우선 실천 가능한 한두 가지만 하도록 하십시오.
예를 들어 식사시간이 멀었는데도 배가 고프면
습관적으로 뭔가 할 일을 만드는 것입니다.

### 4) 약물

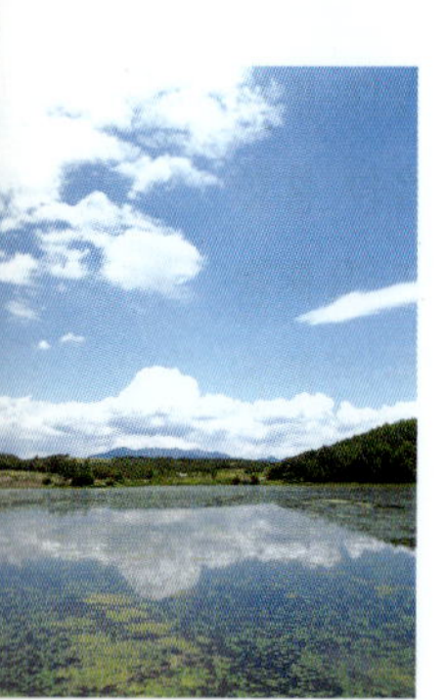

열생산촉진제, 식욕억제제, 지방흡수억제제 등
다양한 약물이 주로 고도비만자들에게
치료의 보조적인 수단으로 사용됩니다.
어느 약물이건 감량에 도움이 되나
약을 끊으면 다시 체중이 증가하므로
약에만 의존하지는 말아야 합니다.

## 5) 국소비만의 치료

여러 가지 방법이 시도되고 있으나

지방흡입술을 제외하고는 뚜렷한 대책이 없는 실정입니다.

지방분해제의 국소주사도 논란의 여지가 많습니다.

또한 부분적으로 운동을 한다고

국소비만이 해결되지는 않습니다.

윗몸일으키기를 하면 뱃살이 빠질까요?

전혀 아닙니다. 하지 마십시오.

잘못하다 허리만 다칩니다.


## 6) 수술

생명에 지장이 있는 고도비만에서

전신마취의 위험을 감수하고라도 시행하는

일종의 최후의 수단입니다.

위를 부분적으로 절제하는 방법이 가장 많이 쓰입니다.

# ✳ 고혈압

고혈압의 기준은 이 정도로 알고 있으면 됩니다.
여기서 수축기와 이완기 중에 어느 하나라도
높은 쪽을 기준으로 합니다(mmHg).
1) 정상: 140/90 미만 (이상치: 120/80 이하)
2) 경증 고혈압: 140-159 / 90-99
3) 중등도 이상 고혈압: 160/100 이상
한 가지 알아둘 것은 고혈압 환자의 약 3-5%에서
신장, 내분비 질환 등 혈압을 상승시키는
원인질환이 발견된다는 점입니다.
이 경우 원인질환을 치료하면 고혈압도 완치될 수 있습니다.
그러나 대부분의 경우에서는 평생 관리를 해야만 합니다.
고혈압의 치료에 있어 운동, 식이요법은 기본입니다.
이를 통해 적정체중을 유지해야 하며,
식이요법으로는 과식, 기름기, 짠 음식 등을 삼가야 합니다.
또한 중등도 이상의 고혈압에서는 고민할 것 없이
투약을 바로 시작해야 합니다.

기준은 식전 혈당이 125mg/dl 이상이거나
식후 혈당이 200 이상인 경우입니다.
당뇨병은 원인에 따라 여러 종류로 나뉘며
각각에 대해 치료가 판이하게 다를 수도 있습니다.
친구 따라 임의로 치료해서는 안 된다는 뜻이죠.
최근에는 실로 다양한 종류의 약들이 개발되어 있습니다.
의사와 상의하여 적절한 치료법을 선택해야 할 것입니다.
고혈압과 마찬가지로 운동, 식이요법은 기본입니다.
체중관리는 매우 중요하며,
식이요법으로는 과식과 지나치게 단 음식을 삼가야 합니다.

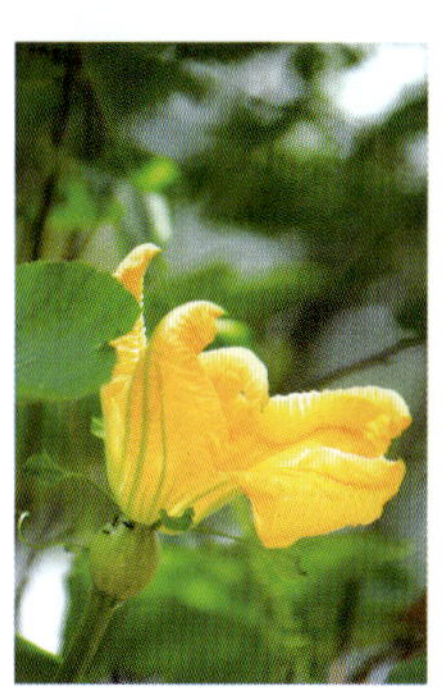

## ✳ 고지혈증

혈액 속에서 검출되는 지방질의 종류로는
콜레스테롤과 중성지방이 있습니다.
이 두 가지는 우리의 음식이 서구화되면서
최근 급격히 문제가 되고 있습니다.
콜레스테롤은 세포막을 형성하거나 호르몬을 만드는데 쓰이고,
중성지방은 주로 에너지 비축을 위한 저장용으로 쓰입니다.
혈액 속에 지방질이 필요 이상으로 많아지면
혈관의 탄력성이 감소되는 동맥경화를 일으킵니다.
콜레스테롤과 중성지방은 각각 200mg/dl를
넘지 않도록 하는 것이 좋습니다.
콜레스테롤이 250 이상, 중성지방이 400 이상이면
투약을 시작하는 것이 좋습니다.
역시 운동, 식이요법을 통해 적정
체중을 유지하도록 하고,
식이요법으로는 술, 과식, 동물성
기름 등을 삼가야 합니다.

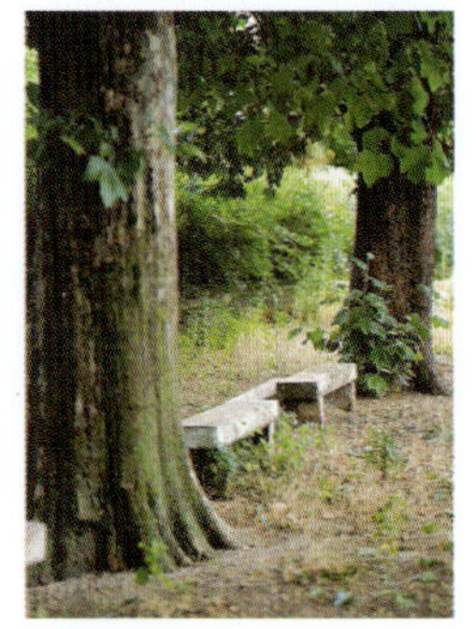

# 3. 주요 생활습관병
## - 뇌졸중, 관상동맥질환(협심증, 심근경색증)

참고로 관상동맥이란 심장 자체에

혈액을 공급하는 혈관을 말합니다.

뇌졸중과 관상동맥질환은 앞서의 4대 기초 생활습관병 외에

스트레스, 흡연, 고령, 유전 등에 의합니다.

이러한 요인들이 혈관에 문제를 만들어

뇌나 심장으로의 혈액공급이 원활치 못하면

심한 경우 한 순간에 생명을 잃기도 하죠.

사실 주요 생활습관병으로 진행되면 이미 늦은 것입니다.

이제는 더 이상의 후유증 없이,

또한 재발 없이 살 수 있도록 하는데

주력하는 수 밖에 없습니다.

약을 평생 먹어야 함은 물론입니다.

그나마 관상동맥질환은

풍선확장술, 혈관내 스텐트 삽입술, 혈관이식술 등

여러 가지 치료법들이 개발되어 나은 편입니다.

그러나 뇌졸중은 발병후 수 시간만 지나면
근본적인 치료법이 없다고 해도 과언이 아닐 정도로 속수무책
입니다.
의학적으로 뇌혈관은 아직 접근하기 어려운 부위이기 때문입
니다.
수 시간 이내에는 혈관을 재관통시키는 약제를 주사하여
좋은 효과를 보기도 하지만,
모든 환자에서 그렇지도 않은 것이 현실입니다.
따라서 위험요인에 대한 철저한 관리로
주요 생활습관병을 사전에 예방하는 것만이
최선의 대책이라고 할 수 있습니다.

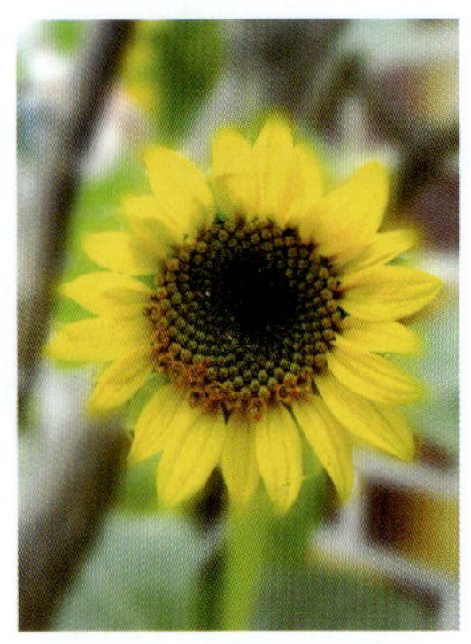

# 4. 위장통

## ✳ 위염

위염이란 염증이 위의 점막층에 국한된 경우를 말합니다.
위내시경으로 보면 알 수 있죠.
위염은 주로 스트레스에 의해 발병하는
대표적인 정신신체 장애의 하나입니다.
마음에 휘둘리면 생각보다도 몸이 먼저 압니다.
소화가 될 리 없고,
위산은 정체되고 때로는 역류하여 식도염을 만듭니다.
가스가 차고 배는 더부룩합니다.
심한 경우 수 십 년을 하루도 빠지지 않고
약을 먹어야만 견디는 분도 있습니다.
이런 분께는 우울증약이 더 좋은 효과를 보이기도 합니다.
위염은 스트레스 외에도 자극적 음식, 약물 등에 의합니다.
치료로는 투약과 함께 원인을 해결하는데 초점을 맞춥니다.
또한 Helicobacter pylori라는 균이

위염을 일으킨다는 사실이 밝혀졌는데,
이 균은 내시경 상에서의 조직검사,
혈액검사, 호기(날숨)검사 등을 통해 확인이 가능합니다.
또한 이 균을 항생제 등으로 박멸하면
위염이 치료될 수 있습니다.
위염이 자주 재발하는 경우
감염 여부를 한번 확인해 볼 필요가 있죠.
담배는 위염의 발생과는 무관하나
위산에 대한 위벽의 방어기능을 떨어뜨려
위염이 재발하는데 일익을 담당합니다.
우유는 알려진 것과는 달리
위염 치료에 도움이 되지 못합니다.
오히려 우유 속의 칼슘이나 단백질이 위산분비를 촉진시켜
역효과를 일으킬 가능성이 높습니다.

만성위염이 진행되면 점막층을 뚫고 궤양을 만듭니다.

위궤양의 치료는 위염과 별로 다를 바가 없습니다.

그런데 문제는 위암에서도 궤양이 생길 수 있다는 점입니다.

사실 위내시경을 하는 가장 중요한 이유가

악성 위궤양이 있지 않을까 우려해서 입니다.

따라서 가급적 위내시경으로 병변을 확인한 후

그에 따라 치료를 받는 것이 좋습니다.

특히 위암의 위험요인을 가진 분에서는 더욱 그렇습니다.

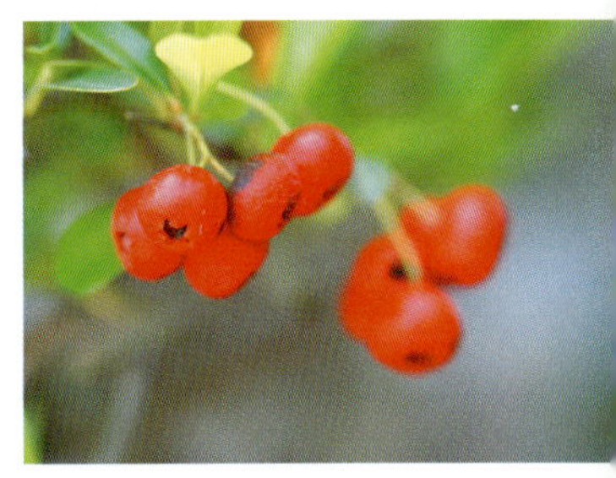

복통은 수많은 원인에 의합니다.
과민성 대장증후군처럼 설사가 반복되는 가벼운 병에서부터
심하면 대장암까지...
따라서 의사에게서 확진을 받지 않는 한
임의로 진단을 내려 치료하지 않는 것이 현명합니다.

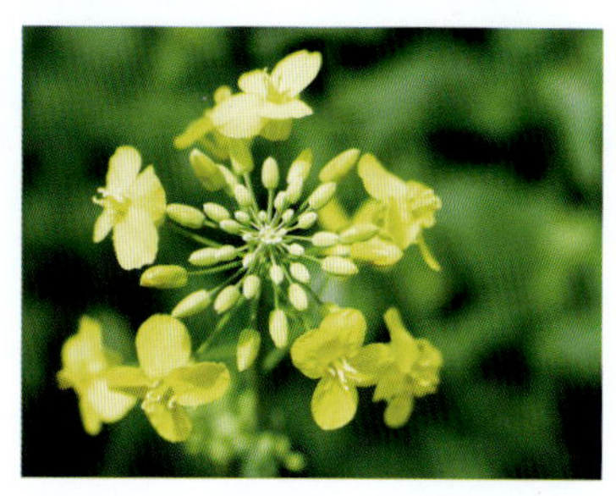

# 5. 요통, 관절통

통증을 앓고 있는 노인분들의 한결같은 말씀입니다.
"하루라도 좋으니 좀 안 아프다 죽었으면 좋겠어."
요통, 관절통 또한 복통 만큼이나 수많은 원인에 의합니다.
정확한 진단은 의사에게 맡기고
여기서는 치료에 대해서만 정리해 봅니다.


## 1) 운동

무리하지 마세요.
무리해서 걷지도 마세요.
걸어야 통증이 감소된다는 말은 근거가 희박합니다.
허리 강화운동도 통증이 거의 없을 때의 이야기입니다.
관절염에서는 관절 강화운동이 약간의 도움이 되나
대세에는 영향을 미치지 못합니다.
체중감소를 위해 운동을 해야만 하는 경우에는
수영이나 실내자전거를 권합니다.

## 2) 약물

많은 약제들이 있습니다만 대부분은 진통제.

최근에 개발된 신약들도 진통제가 대부분입니다.

관절염에서 관절연골의 재생에 도움을 준다는 약제는

효과의 판정을 위해 더 많은 임상경험을 필요로 합니다.


## 3) 물리치료 등

통증의 감소에 도움이 됩니다.

때로는 물리치료만으로 요통을 유발하는 원인질환이

호전되는 경우도 있습니다.

카이로프랙틱 역시 마찬가지입니다.

그러나 관절통에서는 물리치료로

원인질환의 호전을 기대하기 어렵습니다.

파스나 스프레이는 통증 감소의 효과가 있으나 일시적이며,

테이핑은 효과가 미지수입니다.


## 4) 통증 주사요법

최근 각광을 받고 있는 요법으로

요통, 관절통에서 공히

다양한 종류의 주사제를 단독 또는 병합으로 투여합니다.

수술을 해야 할 정도로 심한 경우가 아니라면

우선적으로 통증 주사요법을 권합니다.
또한 나이가 너무 많거나 또다른 질환으로 인해
수술을 받지 못하는 상황에 있는 환자에게도
이 주사요법은 적응이 됩니다.

## 5) 수술

상기의 치료법으로도 효과가 없는 경우,
통증이 심해서 도저히 견디지를 못하는 경우,
요통과 함께 다리 쪽으로 신경마비가 오는 경우 등에서
수술을 하게 됩니다.

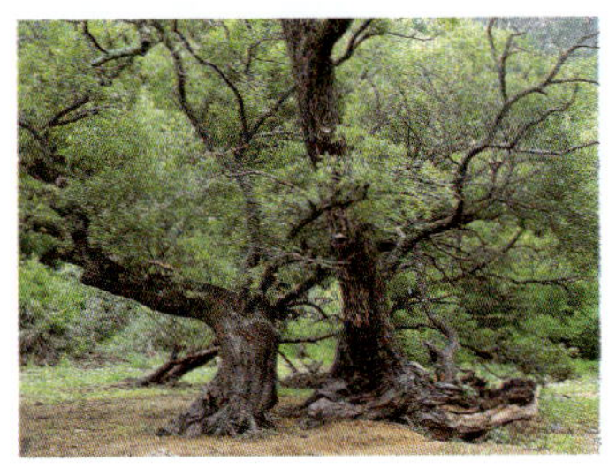

# 6. 알레르기 질환

천식, 아토피성 피부염, 두드러기, 알레르기 비염 등
알레르기 질환이 급격히 증가하는 추세입니다.
이유는 대기오염과 함께 알레르기 유발물질에 노출될
기회가 많아지기 때문인 것으로 생각됩니다.
알레르기 유발물질의 대표적인 것은 다음과 같으나
실제로는 지구상의 모든 이물질이 해당된다고 할 정도로 다양
합니다.
이 중 호흡기를 통해 유입되는 것이 가장 흔한 원인입니다.

<유입경로에 따른 알레르기 유발물질>
1) 호흡기; 매연, 실내 화학물질, 꽃가루, 곰팡이, 먼지, 집먼
　　　　지진드기 분비물, 곤충/절지동물 분비물, 가축의
　　　　털/분비물
2) 소화기; 약물, 농약, 방부제, 식품첨가물, 식용색소
3) 피부; 옷, 은행, 화장품, 향수, 세제, 액세서리, 고무, 가죽,
　　　　니켈, 크롬

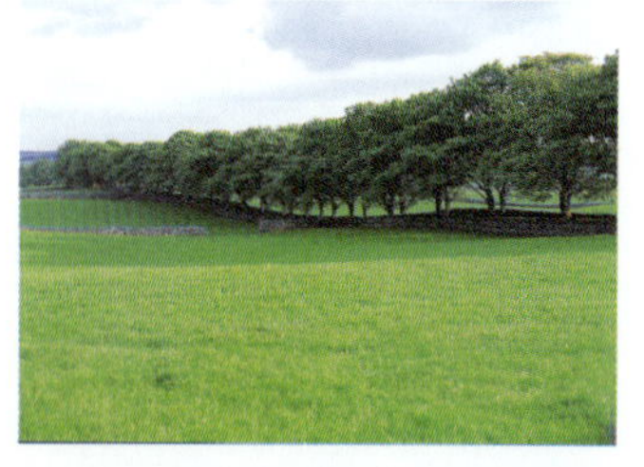

알레르기 질환의 치료에 대한 개
요는 다음과 같습니다.

### 1) 회피요법

유발물질을 피하는 방법으로 이론적으로 가장 이상적이나
현실적으로는 한계가 있습니다.


### 2) 약물요법

그때그때 증상에 따라 선택적으로 치료제를 투여합니다.
자주 재발하는 경우 알레르기 예방약을
수 개월에서 수 년간 투여하는 방법도 있습니다.


### 3) 면역요법

주로 피부반응검사를 통해 알레르기 유발물질을 찾아낸 후
상품화된 해당 추출물을 일정한 간격으로
소량부터 시작해서 차츰 용량을 올려 주입해 주는 방법입니다.
치료가 성공적인 경우
유발물질에 대한 과민반응이 현저히 감소됩니다.
그러나 많은 환자에서 다수의 유발물질이 관여하고
효과가 환자에 따라 천차만별이며,
치료 자체도 간단치 만은 않으므로
알레르기 질환이 매우 심한 경우에 한해
적응이 된다고 할 수 있습니다.

# 7. 정신신체 장애

<사례>

중년의 한 여성이 병원을 찾아왔다. 그녀는 얼굴을 찡그리며 말하기를 1년 중에 반 이상은 목이 아프고 따가우며, 침을 삼킬 때 목에 마치 돌덩어리가 걸려있는 것 같다고 하였다.

목 안을 검사 해보니  특별한 이상은 발견되지 않았다.

면담 결과 그녀는 2년 전 성격차이로 이혼한 후 혼자 살고 있는데 생활이 어렵지도 않고, 자신은 혼자 잘 해 나가고 있다고 하였다. 그러나 그녀의 경직된 외모나 어투로 보아 주위 사람에게서 환영을 받지는 못할 것으로 판단되었다.

그녀는 목에 이상이 없을 리가 없다면서 설령 눈으로 보기에 이상이 없는 것처럼 보일지라도 자신은 극도로 불편하니 진통제라도 강하게 처방해 달라고 요구하였다.


이 사례는 외래에서 하루에 한 번 이상은
접할 정도로 매우 흔한 것입니다.
이런 환자는 정서적으로 안정되어 있을 때는 통증이 적으나
갈등 상태에 있거나 육체적으로 조금만 무리하면
곧바로 목이 아프기 시작합니다.
하루종일 예민한 날은 물론 하루종일 목이 아프죠.
의사들은 이럴 때 흔히 '신경성' 이라는 표현을 씁니다.
육체적으로 드러나는 질병은 없으면서

심리적 요인으로 증상이 생길
때를 말합니다.

정확하게는 정신신체 장애라고 하죠.

사회가 복잡해지면서 이 병 또한 증가추세입니다.

실상 병원을 찾는 환자의 많은 수에서

다소간의 정신신체 장애가 발견됩니다.

이 장애는 생각보다 다양한 증상을 유발하며

기존 질환을 현저히 악화시키기도 합니다.

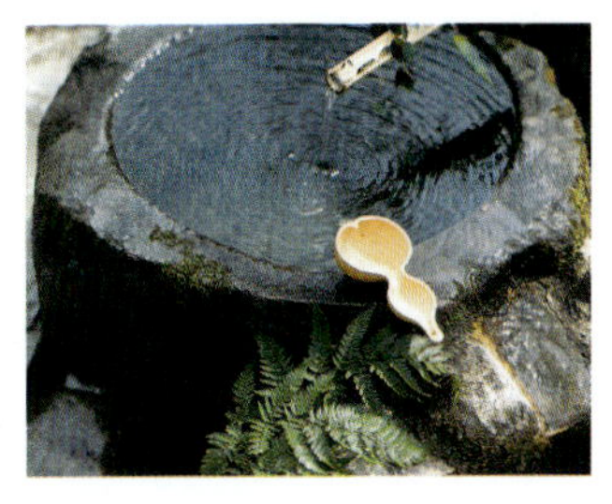

<정신신체 장애와 관련된 대표적인 증상 또는 질환>

  1) 심장혈관; 부정맥, 고혈압, 협심증

  2) 위장; 소화불량, 위경련, 변비/설사,

          위/십이지장염 및 궤양

  3) 호흡기; 천식, 과호흡증후군, 기침, 호흡곤란

  4) 비뇨생식기; 빈뇨, 성기능 이상, 월경불순

  5) 내분비계; 당뇨병, 비만증

  6) 신경근육계; 신경통, 편두통, 긴장성 두통,

          손발 저림, 근경련

  7) 피부; 가려움증, 신경성 피부염

  8) 기타; 만성 피로, 체중 감소/증가, 불안/우울증, 불면증,

          정신장애

이중 천식, 궤양 등 검사에서 드러나는 질환이 동반되었다면
환자가 오히려 다행스러워 하기도 합니다.
주위에 할 말도 좀 있고
치료하면 좋아질 것이라는 기대 때문이겠죠.
그런데 각종 검사에도 별 이상이 없는 것으로 나오면
환자는 더욱 괴롭습니다.
'나는 괴로워 죽겠는데 의사는 신경성이라고만 하니…'
다들 꾀병이라고 비웃는 것 같기만 합니다.
걱정이 지나치다 보면 매사에 의욕이 떨어지고
일이 손에 잡힐 리도 없습니다.
용하다는 병원은 다 찾아다니면서 '병원 쇼핑'을 하고
한약, 건강식품을 포함하여 약이란 약은 다 먹어 봅니다.

정신신체 장애를 가진 환자들은 그 원인이 되는,
즉 심리적으로 영향을 주는 상황에 대해
왜곡된 반응을 보이는 경우가 많습니다.
흔히 관찰되는 경우는
지나치게 강박적으로 반응하는 것입니다.
치료에 있어서 우선 자신에 대한 족쇄를 풀고
정신을 자유롭게 두는 것이 요구됩니다.

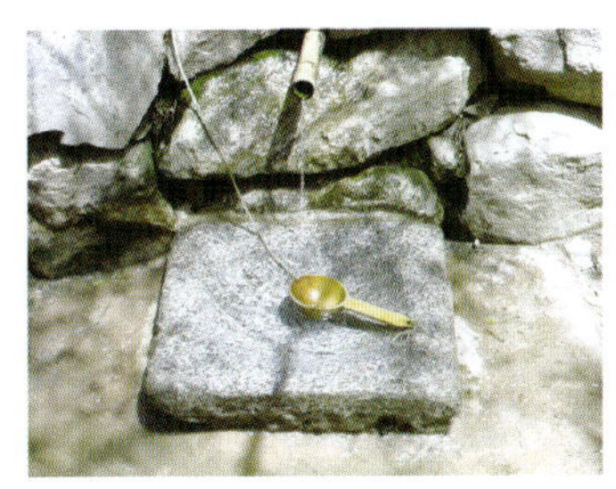

대충 느릿하게 사는 자세도 바람직합니다.

의사를 포함하여 주위 사람들의 따듯한 관심도 중요합니다.

때로는 환자가 처한 환경을 고려하여

자주 상담하는 것만으로도 증상이 호전되기도 합니다.

그러나 치료가 결코 만만치는 않죠.

필자의 경험으로는 경제적 이유가

정신적 압박의 원인인 경우 더욱 그렇더군요.

굳이 약물이 필요할 정도로 증상이 심하면

진통제 같은 증상완화제보다는

항우울제나 항불안제 등의 정신약이

더 좋은 효과를 발휘하기도 합니다.

# 8. 약 (藥)

다음은 어느 고혈압 환자분과의 대화입니다.

"약을 한 번 먹기 시작하면 평생을 먹어야 하는 거 아닌가요?"

"보통은 그렇습니다."

"허! 이거. 속 버리겠구만요. 기운도 떨어질 게고."

"그런 일은 절대 일어나지 않을 테니 염려 놓으세요."

"그래도 혈압약이 좋지는 않을 거 아닙니까?"

"물론 약이란 게 좋아서 먹는 건 아니겠지만,
그렇다면 고혈압은 과연 좋은 걸까요?
고혈압을 방치하면 작은 혈관부터 차차 망가져서
나중에 큰 화를 당하게 됩니다.
고혈압을 무서워해야 하는데 반대로 혈압약을 무서워하시네요."

혈압약의 부작용은 평생을 먹는다 하더라도 거의 미미합니다.
반면 고혈압의 부작용은 거의 치명적이죠.
이는 고혈압 뿐 아니라 당뇨병을 비롯한
어느 만성 질환에도 해당됩니다.
당연한 말이겠지만 약은 필요하다면 써야 합니다.
자꾸 딴 데 가서 알아봐야 별 대책도 없으면서
혼란스럽기만 할 뿐입니다.

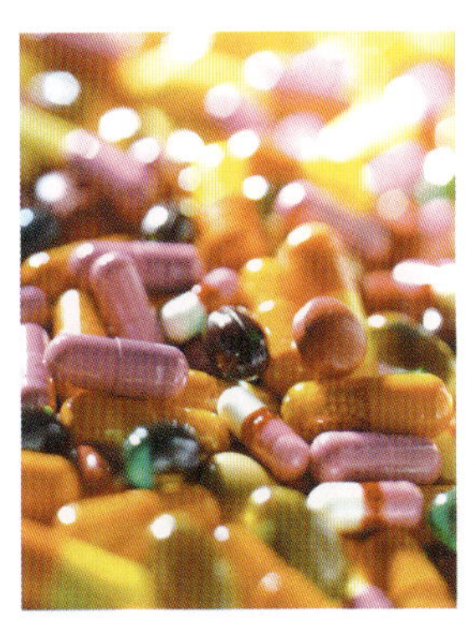

반대로 약 먹기를 밥 먹기보다 자주 하는 분도 있습니다.
이런 분들은 조금만 아파도 견디지를 못하며
약을 먹지 않으면 무조건 큰 병으로 진행되는 것으로 압니다.
특히 앞서 설명한 정신신체 장애를 가진 분이
다분히 이럴 성향이 높습니다.
약을 절대 안 먹겠다는 것도 문제이나
남용하는 것도 마찬가지입니다.
사실 우리나라만큼 약 처방이 많은 나라도 드뭅니다.
이에는 국내 의사들의 책임도 분명 있습니다.
우선 의사부터 신중해야 할 것이고
환자도 약은 꼭 필요할 때 필요한 만큼만 먹겠다는
개념을 가져야 합니다.

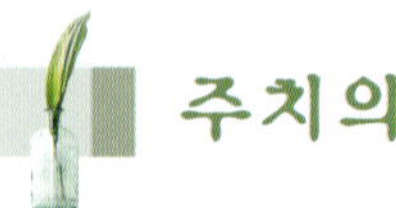

# 주치의

자동차를 고치는 데도
정비사가 못 미더워 여기저기 가 보건만
하물며 귀한 몸을 아무 의사한테 맡길 수야 있나?
진단은 제대로 한 건지
진단은 맞는 것 같은데 치료는 제대로 되는 건지
쓸데없이 검사 시켜 바가지 씌우는 건 아닌지
주치의는 미덥지 못하고,
그러다 보니 고혈압엔 이 의사, 감기엔 저 의사
그것도 대학병원 의사만 찾는 사람들.
이런저런 이유들이야 의사가 더 잘 압니다.
그래도 주치의는 두어야 합니다.
그 이유를 몇 가지 설명 드립니다.

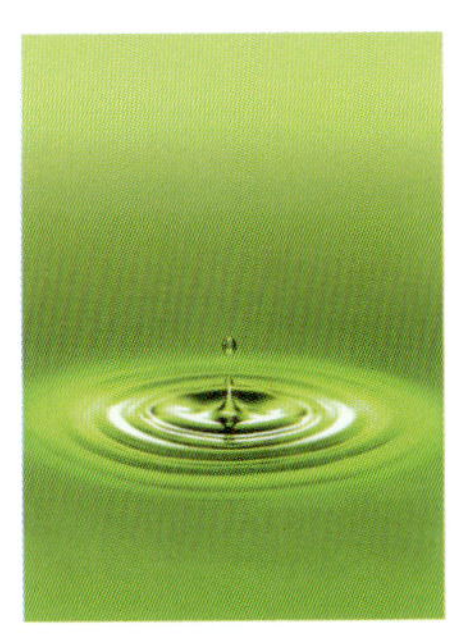

# 1. 주치의는 마음도 치료

앞서 마음으로부터 파생된

정신신체 장애에 대해 강조한 바 있습니다.

그런데 이 병은 누구도 잘 알아주질 않습니다.

나는 아파 죽을 지경이건만

아무리 검사해도 뭐 나오는 것은 없고

가족들도 이제는 그려러니 합니다.

오히려 귀찮아하기까지 합니다.

사실 노상 아프다 하면 듣는 사람은 더 짜증납니다.

그러나 주치의는 다릅니다.

주치의는 당신의 고통을 누구보다 잘 압니다.

친분이 두터운 주치의라면

당신의 육체는 물론 마음까지도

기꺼이 맡고자 할 것입니다.

## 2. 환자의 병을 가장 잘 아는 사람은 당연히 주치의

저는 환자가 처음 진료실에 들어올 때
얼굴만 보고 병을 알아 맞추는
다소 엉뚱한 버릇이 있습니다.
이때 오랜 기간 자주 보아왔던 환자라면
거짓말 안 하고 약 반 정도는
정확히 맞힐 수 있습니다.
어떤 때는 환자와의 첫 대화 중에
손은 이미 처방전을 두드리고 있죠.
그만큼 잘 알고 있다는 뜻입니다.
저와 같은 동네의사는 많을 것입니다.
그러나 혹시 오진할까 불안해하지는 마십시오.
주치의는 평소와 다른 증상이 발견되었을 때
또다른 병의 가능성에 대해서도 가장 빠르게
확인해 볼 것이기 때문입니다.

## 3. 경제적인 진료

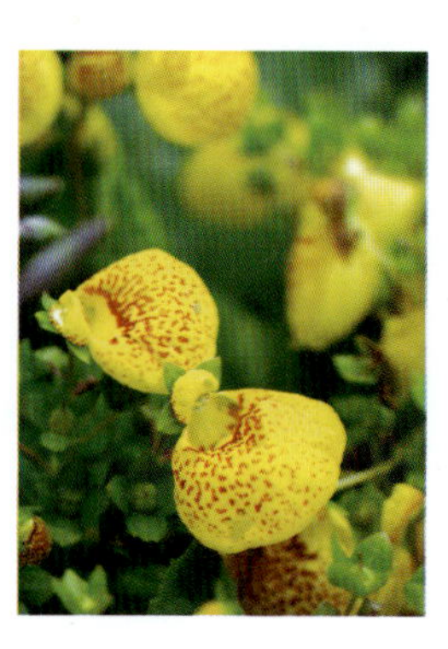

얼굴만 보고도 병을 맞힐 수 있는데
따로 검사를 할 이유는 없으며
그만큼 불필요한 비용은 절감됩니다.
큰 병원에 갈수록 검사가 많아지는 경향이 있죠.
물론 큰 병원에 중환자들이 몰리는 것이 주원인이나
환자를 잘 몰라서 시행되는 기본검사도
무시할 정도는 아닙니다.
주치의는 주로 동네의사가 맡게 되는데
동네의사는 환자의 진료비에도 무척이나 신경 쓰죠.
또한 당연히 동네의원의 진료비는 저렴합니다.
아까운 시간낭비, 돈낭비 하지말고
우선 주치의와 친해 보세요.

# 4. 주치의는 질병의 조정자

작고하신 저의 한 친지께서는
생전에 심장병과 뇌졸중을 앓으셨습니다.
심장병은 심장내과에서, 뇌졸중은 신경내과에서
각각 약을 타셨죠.
그러다 보니 한번에 먹는 약이
무려 15개 정도였습니다.
그런데 심장병과 뇌졸중의 치료약은 서로 비슷합니다.
결국 15개 중에 중복된 약이 상당수 있었던 거죠.
저야 의사이니 이런 것을 골라 드릴 수가 있지만
집안에 의사가 없다면?
의사가 있더라도 심장병, 뇌졸중과는 무관한
안과나 성형외과 의사라면?
환자 중에는 약이 너무 많다 싶을 때
큰 약은 골라내고 작은 약만 먹는 분도 있더군요.
고민하지 말고 주치의에게 맡기세요.

매우 흔한 이런 예도 있습니다.
한 환자가 내과에서는 골다공증으로 열심히 걸으라 하고
정형외과에서는 무릎관절염으로 가급적 걷지 말라고 하니
어느 장단에 춤을 추느냐고 물어 왔습니다.
이 경우 해답을 줄 수 있는 것도 주치의입니다.

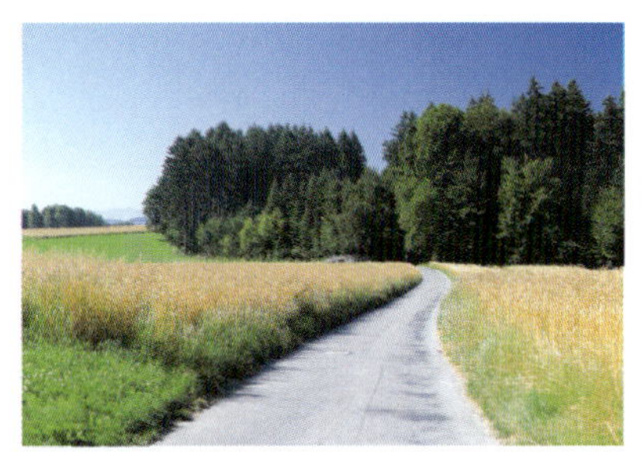

주치의는 여러 질병의 직접적인 치료와 함께
조정자 역할을 합니다.
특히 노인에서처럼 여러 질병을 함께 갖고 있는 경우
주치의는 더욱 필요합니다.
물론 주치의는 따듯한 인간애와 더불어
의학의 모든 분야에 걸친
깊이 있는 지식이 있어야 합니다.

한 질병으로 처방한 약이
다른 질병에는 해가 될 수 있습니다.
그러니 어떤 병으로든 다른 데서 치료받더라도
주치의에게는 그 내용을 상세히 알려야 합니다.
그래야만 여러 질병을 안전하게 조정받을 수 있습니다.
혹시 의사가 자신에게 치료받지 않는다고
기분 나빠한다면 그는 틀림없이 주치의 자격이 없는 것이죠.
당장 바꾸십시오.

# 5. 주치의는 질병을 예방한다

질병을 예측하여 사전에 예방하고자 할 때
반드시 참고해야 할 2가지 요인은
생활습관(환경)과 가족력(유전)입니다.
예컨대 폐암의 가족력(유전)이 있으면서
담배(환경) 피우시는 분.
듣기에 조금 기분 나쁘겠지만
언젠가는 폐암 걸릴 테니
일 년에 한 번 정도 CT를 찍던가

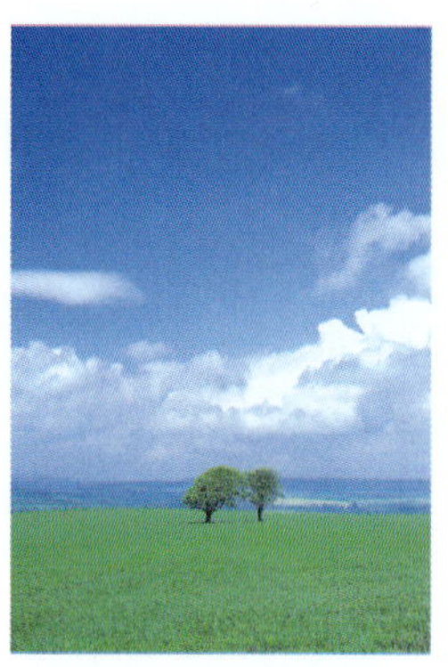

당장 끊던가 하십시오.

생활습관을 바꾸는데 있어

가장 많은 도움을 주는 사람은 역시 주치의입니다.

주치의는 지속적이고도 일관적으로 문제제기를 합니다.

친지의 사망조차 생활습관을 바꾸는 데에는

대개 일시적인 도움 밖에 되지 않습니다.

또한 주치의는 가족 단위로 진료하므로

환자의 가족력도 잘 알게 됩니다.

생활습관과 가족력을 종합하면

건강검진의 항목과 시기를 개별적으로 결정할 수 있습니다.

결국 질병의 예방과 조기발견도

주치의가 가장 효율적으로 할 수 있는 것입니다.

# 6. 큰 병원으로의 전원

대학병원 한 번 가는데
사돈의 팔촌 다 찾는 사람들.
환자의 병세가 위중하여
자신의 치료범위를 넘어섰다고 판단하면
주치의는 알아서 빠른 시기에 이송시켜 줍니다.
주치의와 친하면 먼 데 사는 친지의 이송도 챙겨
드리죠.
주치의는 이런 목적으로도 쓰려고 두는 것입니다.

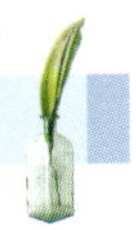

# 사회의 건강

비록 전문가는 아니지만
평소에 관심을 두었던 사회의 건강에 대해
짧게나마 의견을 제시합니다.
사족이라고 생각하시고 부담 없이
마저 읽어 주시길 부탁드리며...
다소 이상주의적인 주장도 있음을
미리 말씀드리고 싶습니다.

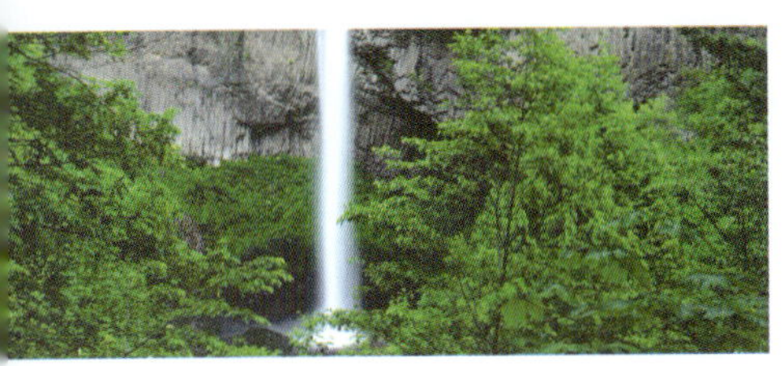

# 1. 문화

사회의 건강을 가늠하는 중요한 척도는 문화입니다.

아쉽게도 우리는 문화의 가치를 잘 알지 못했었습니다.

이유야 항상 입에 풀칠하기 바빴다는 것이었죠.

그러나 이는 변명에 불과합니다.

가난한 나라라고 해서 모두

문화가 미천한 것은 아닙니다.

인도나 티베트를 보세요.

말할 수 없이 가난하나

그들 나름대로의 고유한 문화를 간직하며 삽니다.

그들의 문화를 배우고자

선진국의 많은 사람들이 머리 숙여 찾아오죠.

잘 산 다음에나 문화 얘기를 하자고요?

애초에 문화를 모르면 '잘 살' 수가 없습니다.

독서와 문화가 활발하여 우리 사회가

보다 지적이고 건강해지기를 빕니다.

## 2. 인구

세계 인구가 대폭 줄어야
인간의 존엄성이 유지된다는 주장이 있습니다.
일리가 있다고 생각합니다.
인구가 과다하면
후진국에서는 기아나 보건문제를,
선진국에서는 환경문제를 유발합니다.
그럼에도 불구하고 대부분의 국가는
인구감소가 국력저하로 이어질 것을 우려하여
섣불리 억제정책을 펴지 못하고 있습니다.
넌센스가 아닐 수 없습니다.

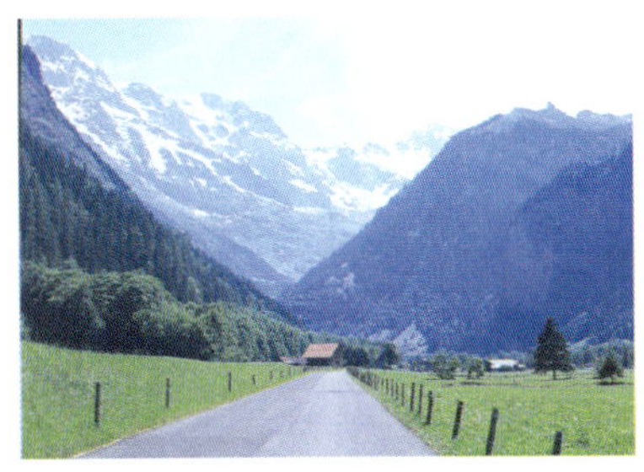

그 정도로 인구가 갑자기 감소하는 국가도 없겠지만,
심히 국력저하를 우려하는 국가가 있다면
UN 등을 통해 보조해 주는 방법도 있을 것입니다.

낙태는 임신초기에 한해 허용되어야 합니다.
어차피 원치 않는 임신은 생기기 마련이건만
임신할 때마다 아이를 낳아야 한다면
부모에게나, 사회에게나
그보다 더 끔찍한 일은 없을 것입니다.
또한, 임신 초기에는 아직 사람의 형상을 갖추지 못합니다.
낙태는 말 그대로 '필요악'
그런 정도에서 인정되어야 합니다.

환경파괴는 과다한 인구와 밀접한 관계가 있습니다.
인구 많은 후진국에서는
환경에 투입할 재원이 부족하니 도리가 없겠죠.
그러나 선진국이라 해도 인구가 지나치게 많으면
엄청나게 배출되는 쓰레기에
과다한 물, 유류 소비로 인해
환경파괴 더욱 심각합니다.
그런데 인구 많은 후진국이
잘 살아 보겠다고 개발 중이면
환경파괴는 더더욱 심각하죠.
개발에 밀려 환경은 뒷전이기 때문입니다.
중국의 예가 그렇습니다.

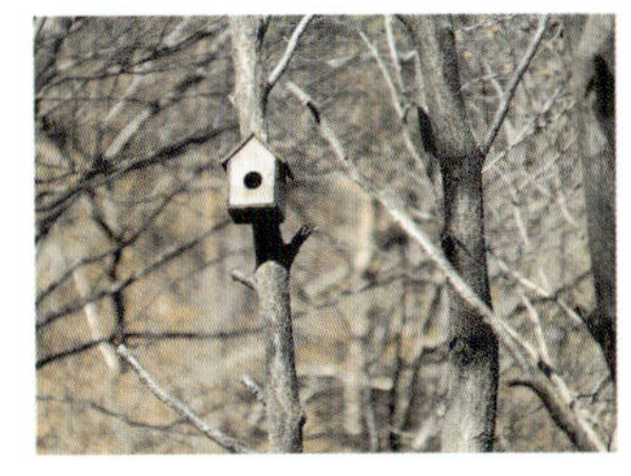

우선 각 국가가 환경문제에 깨어 있어야만 합니다.
국민을 적극적으로 계도하고
여의치 않으면 싱가포르처럼 범칙금을 철저히 매기는 등의
강제력을 동원해야 합니다.
만일 그렇지 못하다면 환경분야 만이라도
UN이 각 국가에 대해 적극적으로 간섭을 해야 할 일입니다.

## 4·종교, 민족

두말 할 것 없이 종교는 인류 건강의 기초입니다.
단 한 가지 조건은 타종교를 심히 배척하지 말 것!
어차피 진리는 하나.
진리를 얻는 길이 조금씩 다를 뿐입니다.
세계가 하나가 되고 있는 마당에
이제 민족주의도 조금 희석되었으면 합니다.
개인이나 민족이나 남을 인정하지 않으면
나도 인정받기 어려운 법입니다.

인류는 그토록 많은 희생을 치르고도 아직까지
종교, 민족 분쟁으로 인해 고통을 겪고 있습니다.
이것이 인류의 숙명이라고 그저 받아들여야만 할까요?
세계평화의 날이 이미 제정되어 있더군요.
차제에 이 날 만큼은 종교, 민족을 뛰어넘어
모든 국가가 공휴일로 지정토록 하여,

1년에 단 하루만이라도 살인과 전쟁이 없는 날을
이 지구상에서 살 수 있게 되기를 빕니다.
어쨌든 이렇게라도 시작해야 하지 않을까요?

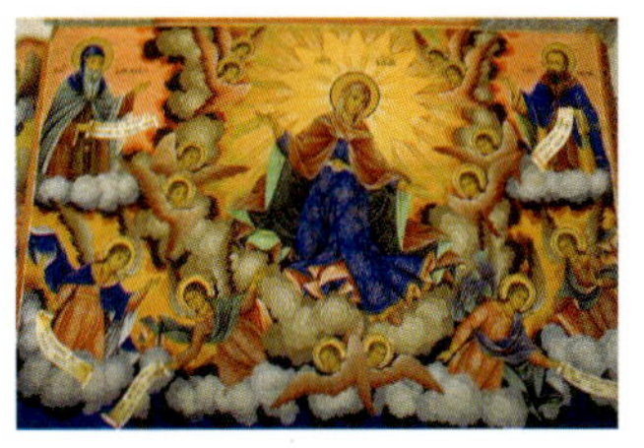

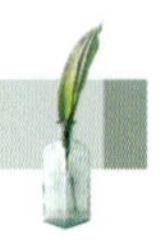

# 의료정책

이제 제가 조금 아는 분야로 돌아왔습니다.
국내의 의료정책에 대해 생각해 보고
문제가 있다면 함께 짚어보도록 합니다.

의료정책에는 자유주의형과 사회주의형이 있습니다.
자유주의형은 의료수준이 높은 반면
의료비가 비싼 단점이 있죠.
역으로 사회주의형은 의료비는 저렴하나
의료수준이 낮습니다.
두 가지 형을 잘 혼합하여 의료수준과 의료비
이 두 마리 토끼를 다 잡아야 할텐데...

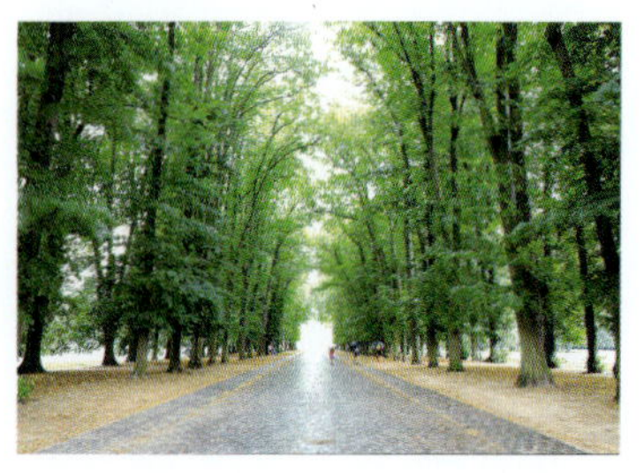

우리의 의료는 어떤가요?

결론은 A급.

선진국에 버금가는 수준이면서 매우 저렴하고

쉽고 빠르게 이용할 수 있어

수준 이상이라고 봅니다.

이건 외국에서 살다 온 사람들도

한결같이 증언하는 사실입니다.

증언을 자세히 들어봐도

외국에서 언어나 인종차별로 설움을 겪어

하소연하는 말이 아님을 알 수 있습니다.


물론 몇 가지 문제점들은 있죠.

이런 것들마저 해결된다면 금상첨화(錦上添花).

# 1. 묵묵부답 한국의사

우스개 소리 한 마디.
어떤 의사가 환자를 많이 보고도
전혀 힘들어하는 기색이 없었습니다.
때마침 놀러 왔던 친구가
궁금하여 이유를 물어봤죠.
의사 왈(曰), "환자 말을 안 들으면 되네."
의사가 환자 말을 들어주지도 않고
뭘 물어봐도 대답이 없다.
이건 한국의 환자라면
누구나 호소하는 불평입니다.
의사의 인간성에 문제가 있지 않는 한
이유는 단 한 가지입니다.
의사가 힘들어서 그렇습니다.
환자가 너무 많아서 그렇습니다.
고백컨대 저도 그렇습니다.
미국처럼 하루 10~20명 정도만 본다면

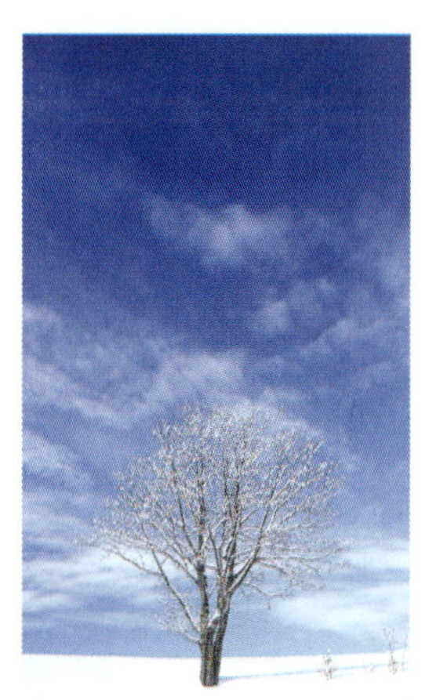

한국의사도 정말 친절할 겁니다.
대신 의사들 먹고살기는 어렵겠지만...

그렇다고 의사를 무한정 늘릴 수는 없겠죠.
의사가 많을수록 의료비가 증가하는 것이 현실입
니다.
의료비를 올리면 병원에 오는 환자수가 줄까요?
그럴 가능성이 매우 높습니다.
그러나 의료비 오르는 걸 반길 사람은
설마 의사말고는 없겠죠.
그러면 환자수를 줄일 수 있는 방법은?

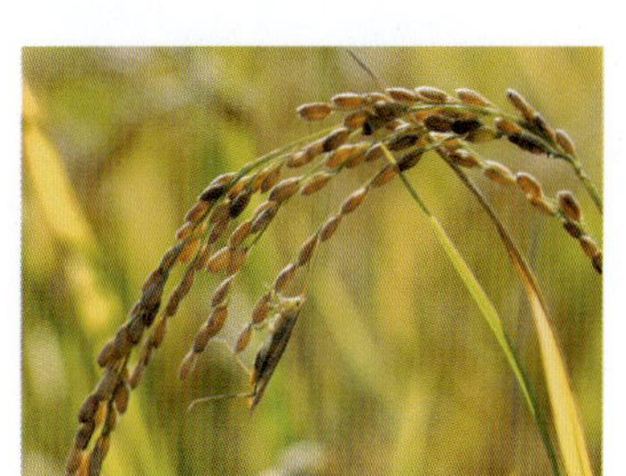

우선 건강관리를 잘 해서
병원에 덜 가도록 해야죠.
소위 명의에 대한 환상은 버려야 합니다.
감기건 위장병이건 명의만 찾는 건
불친절을 자초하는 격입니다.
이제 의사들은 정보를 거의 공유합니다.
동네의원에 있어도 어느 병원 어느 의사가
무슨 치료를 하고 있으며
그 치료의 효과가 좋은지 나쁜지,
하물며 그 의사의 취미가 뭔지 까지도 압니다.
명의보다는 주치의를,
그것도 되도록 한가한 주치의를 찾으세요.
주치의는 자신이 못 할 것 같으면
어련히 알아서 큰 병원으로 보내줍니다.

# 2. 시끌벅적 대학병원

대학병원은 환자치료보다
의학연구가 더 중요한 곳입니다.
그런데 지금처럼 저수가로 인해
많은 환자를 진료해야 적자를 면한다면
연구는 뒷전일 수 밖에 없습니다.
대학병원만이라도 의료수가를 올려주면
더 할 나위 없이 좋고,
그럴 수 없다면 연구기금, 세제혜택 등으로
지원을 아끼지 말아야 합니다.
연구만이 의료수준을 높일 수 있으며,
의료수준이 곧 국가경쟁력으로 이어지기 때문입니다.
어떤 식으로든 대학병원의 환자수를 줄여
연구에 몰두할 수 있도록 해야 합니다.

조사에 의하면 대학병원에 가는 환자의 92%가
지역병원에서도 치료가 가능한 경우였다고 합니다.

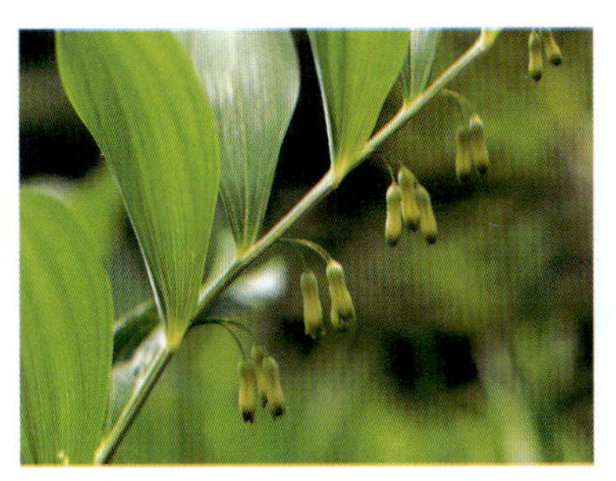

응급환자를 제외하고는
먼저 주치의에게 진료를 받고
안 될 경우 대학병원으로 가는
진료전달체계도 시급히 확립되어야 할 것입니다.

## 3. 의료도 첨단산업

정부가 의료비를 줄이려는 건 충분히 이해합니다.
다만 의료도 황금알을 낳는
첨단산업이라는 인식이 절실히 요구됩니다.
지금처럼 지원이나 투자가 거의 없다면
의료는 결국 경쟁력을 잃고 낙후되고 말 것입니다.
외국의 제약회사, 의료기상사로 외화는 새고
외국으로 외국으로 학생들이 유학(遊學)가는 것처럼
환자들이 대거 유진(遊診)가는 현상이
곧 나타날 수도 있습니다.

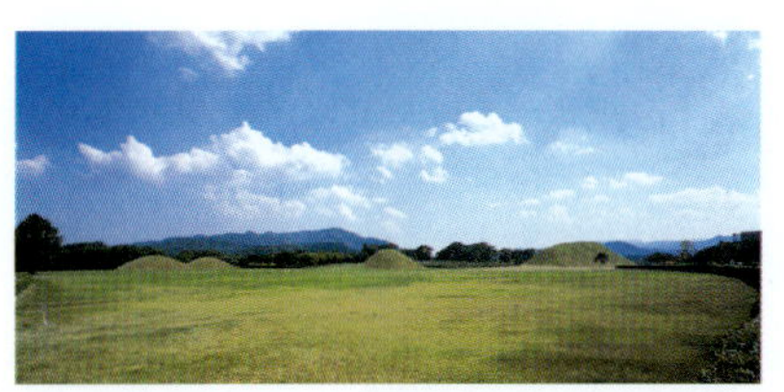

## 4. 소외된 사람들

중풍이나 치매 노인들을 따로 모실 곳은 없고
집에서 간병하는 식구들은 대소변 치우랴 죽을 맛입니다.
중병을 앓고 있으면서도 가족으로부터 소외된 환자들이나
중증 장애인, 정신질환자들은
아직도 열악한 환경에서
자원봉사에 의지하며 삽니다.
소외된 노인과 환자들을 거두는 것은
국가의 최우선 과제입니다.
그들을 그렇게 두고
선진국이 될 수는 없을 것입니다.

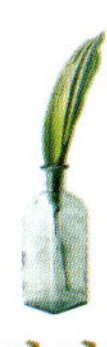

# 건강, 많이 알아도 걱정입니다


2003년 11월 25일 초판인쇄
2003년 12월  1일 초판발행
지 은 이 **조 항 준**
편집기획 **정 덕 현**
펴 낸 이 **이 혜 숙**
펴 낸 곳 도서출판 **신세림**
        100-015 서울시 중구 충무로5가 19-9 부성빌딩 702호
등록일 1991. 12. 24        등록번호 제2-1298호
전화 02-2264-1972        팩스 02-2264-1973
E-mail shinselim@chollian.net


정가  8,000원


ISBN 89-5800-005-8, 03510